STRESS EN MÉDICOS
PERSONAL DE HOSPITALES

BEATRIZ ESPOSITO

STRESS EN MÉDICOS
PERSONAL DE HOSPITALES
Síndrome Burnout y Enfermedades Coronarias

EDITORIAL DUNKEN
Buenos Aires
2016

Esposito, Beatriz
Stress en médicos. Personal de hospitales. Síndrome Burnout y Enfermedades Coronarias.
1a ed. - Ciudad Autónoma de Buenos Aires: Dunken, 2016.
216 p. 23x16 cm.

ISBN 978-987-02-8725-4

1. Medicina. I. Título.
CDD 610.7

Contenido y corrección: Beatriz Esposito

Impreso por Editorial Dunken
Ayacucho 357 (C1025AAG) - Capital Federal
Tel/fax: 4954-7700 / 4954-7300
E-mail: *info@dunken.com.ar*
Página web: *www.dunken.com.ar*

Hecho el depósito que prevé la ley 11. 723
Impreso en la Argentina

e-mail: bea_esposito@yahoo.com.ar
Fb: Esther Beatriz.Esposito
Página de Facebook: Beatriz Esposito Psicóloga Escritora
ISBN 978-987-02-8725-4

Canto para no morir, porque el arte es la lucha contra la muerte.

Carlos Cano

Dijo el poeta alemán Hölderling:

"La vida es así, a veces
en la dificultad, está la respuesta.
Esta es una invitación a no detenerse
frente a las adversidades y seguir,
pues entre lo más estrecho,
lo más peligroso, a veces se encuentra
el núcleo de nuestra realización."

DEDICATORIAS

A mis hijos Bruno y Franco, por su amor incondicional, su confianza y estímulo sostenido.

A Mariela, Mauro y Maurito, por su ternura de siempre.

A mis padres, por los valores transmitidos.

A mi abuela Palma, por el amor, la fuerza y la valoración que me brindó.

A Jorge, por su amorosa compañía. A sus hijos, por su respeto y consideración hacia mi persona.

A mis hermanos, por la infancia compartida.

A mis queridos sobrinos y ahijados, por su alegría.

A mis pacientes, por todo lo que aprendí de ellos.

A mis maestros, por compartir su sabiduría.

A mis amigas, por compartir su tiempo y su inteligencia.

A mis ex-terapeutas, por haber fortalecido mi sistema defensivo.

A mis compañeros de trabajo, por colaborar en la recolección de datos.

Al Dr. Francisco "Paco" Maglio, a quien admiro profundamente, por su sapiencia, por su valentía, por su buen ejemplo.

A todos los psicólogos que tienen buenos ideales, porque dignifican nuestra profesión.

A toda la gente buena, confiable, sana mentalmente, por embellecer la vida y promover de alguna manera la salud mental.

A quienes obstaculizaron mis pasos, por generarme –sin saberlo- más deseo aún de seguir caminando.

PRÓLOGO

Cuando Mac Luhan en la década del 60 publica su polémico texto: "La aldea de Gutenberg" vaticina el fin del libro que evidentemente no se cumplió. El libro sigue con total vigencia.

Tengo para mí que existen 2 clases de libros: los que solo brindan información y los que, además invitan a la reflexión.

A los primeros los considero "libros autopistas" dado que lo que interesa, como en éstas, es entrar y salir rápido una vez obtenida la información, mientras que los segundos son "libros senderos" en los que el placer está en caminar lentamente, levantando la vista y descubriendo y gozando a cada paso nuevos paisajes.

El libro de la Lic. Beatriz Esposito es sin duda un "libro sendero". Si Roland Barthes afirmaba en este sentido que el momento más importante de la lectura es cuando se levanta la vista porque se leyó algo que invita a la reflexión, con el presente texto el lector levantará muchas veces la vista.

Beatriz introduce un concepto para mi fundamental en el proceso de salud- enfermedad- atención y es el de vulnerabilidad social, que los sistemas de injusticia social lo convierten en susceptibilidad.

No hace un reduccionismo psiquiátrico del stress, dando una visión holística del mismo.

En este sentido pormenoriza otros factores, individuales, sociales, laborales, políticas de salud, como responsabilidad del Estado destacando la actual crisis moral como pérdida de ideales.

En tal sentido coincide con Durkheim en su clásica obra sobre suicidio: "Nos suicidamos más no por una miseria económica que existe sino por una alarmante miseria moral".

En la temática del burnout, analiza otras patologías como la depresión, la ansiedad, las fobias, el pánico y el insomnio.

Dedica un capítulo especial al tema "Resiliencia" como capacidad de sobreponerse a la adversidad. Es un hallazgo que con tal fin introduce el poema "Resistiré" de Carlos Toro y Manuel de la Calva.

El trabajo de campo consiste en una ejemplar investigación cuanti y cualitativa que, con sentido interdisciplinario, abarca no solamente a médicos, enfermeras e instrumentadoras, (los sectores más afectados) sino que también investiga nutricionistas, bioquímicos, técnicos de laboratorio, en diagnóstico por imágenes y en esterilización, personal de guardia, electro medicina, visitadores médicos, administrativos e incluso voluntarios en hospitales.

En todos ellos particulariza y destaca la influencia del burnout en la patología coronaria, claro ejemplo de des-biologización de dicha patología.

Concluye con la importancia de la prevención en diversas propuestas, desde lo personal, lo institucional, las redes sociales y las políticas de Estado.

Borges decía que todo prólogo debe ser un brindis.

Entonces brindo para que Beatriz nos siga regalando textos que nos hagan reflexionar.

Paco Maglio

INTRODUCCIÓN

La motivación del presente trabajo de investigación, se vincula al malestar que aqueja a los profesionales de la salud, especialmente de hospitales generales en los últimos tiempos, debido al proceso de deterioro de las condiciones socioeconómicas y el incremento de la demanda de asistencia de la población en hospitales públicos. Puntualmente, la inquietud surge de la vivencia sumamente impactante de cuatro compañeros de trabajo - médicos hombres- quienes en el año 2.003, en lapso de mes y medio, encontrándose en actividad, desarrollaron un Infarto Agudo de Miocardio (IAM).

Reconociendo la dificultad en la investigación, decidí emprender este apasionante recorrido de intentar comprender, ¿Porque quienes trabajamos dentro de un ámbito hospitalario, pese a nuestros saberes disciplinares, hacemos las mismas enfermedades que nuestros pacientes?

La variable afectiva atraviesa a todos los pacientes con cuadros patológicos que, a diario nos toca asistir a quienes trabajamos en instituciones de salud, principalmente hospitalarias: sea el abordaje de la enfermedad pulmonar, IAM, trastorno gastrointestinal o endócrino, cuadros de diabetes o el paciente oncológico. Muchos de ellos requieren de cuidados intensivos, intervención quirúrgica y experimentan sentimientos displacenteros tales como ansiedad, angustia, incertidumbre, temor a la muerte, depresión, etc. Asimismo, esta variable afectiva, también nos atraviesa a los agentes de salud y deberíamos cuidarnos tanto o más de lo que, indicamos a nuestros pacientes que debieran hacerlo, por cuanto nos encontramos en posición de dar ejemplo. Sin embargo, sabemos que, por contradicciones internas y del sistema del cual formamos parte, muchas veces esto no ocurre. "La vulnerabilidad social", la "vulneración de derechos" y "familias cada vez más problemáticas" también nos atraviesan, convocándonos a poner cada vez más el cuerpo ante la tremenda complejidad de las situaciones actuales y pese a la participación de cada vez más actores intervinientes. Internaciones largas, tiempos hospitalarios tiranos que, a la vez complican la posibilidad de diálogo desde la interdisciplina, pero que sin duda, posicionan al médico, necesitado de nuestra mirada desde lo psicosocial, por cuanto es la mirada humanística, la que le da sentido a ese soma que, erróneamente, durante tantos años, han intentado interpretar de manera fragmentada. El médico, necesita que lo ayudemos a pensar al paciente, desde un otro lugar y necesita que lo ayudemos a "pensarse".

Numerosos estudios en los últimos años, nos vienen mostrando las consecuencias nocivas de trabajar en condiciones de tantos niveles de exigencia y desgaste. Resulta muy interesante -y alarmante a la vez- un estudio publicado en la revista Archivos de Cirugía de Estados Unidos, el cual concluyó en que, son muchos los médicos **cirujanos con pensamientos suicidas que, sin embargo, no piden ayuda**. A través de este estudio, se descubrió que **uno de cada 16 cirujanos, dijo haber tenido** pensamientos suicidas durante el último año, aunque muy pocos de ellos pidieron ayuda profesional.

Según esta investigación **"La muerte por suicidio es más común entre médicos que entre la población general** y entre otras profesiones". Los investigadores, liderados por el Dr. Tait D. Shanafelt, descubrieron que ".. entre la población general, el número de médicos que considera el suicido disminuye con la edad, pero entre los cirujanos con entre 45 y 54 años de edad, la prevalencia aumenta" y que estos pensamientos destructivos**, podrían ser el resultado de un error médico** durante los últimos tres meses, cansancio laboral y depresión. Los médicos que sienten que cometieron un error médico, eran tres veces más propensos a tener pensamientos suicidas..", según este estudio.

Esta investigación fue parte de un estudio más amplio de cirujanos estadounidenses realizado en 2008, que analizó la prevalencia y las implicaciones potenciales del agotamiento laboral entre los cirujanos. En este estudio participaron cerca de 8.000 cirujanos.

En este libro, humildemente, pretendo mostrar las consecuencias del stress cuando se trabaja con urgencias de tiempo tan extremas, con tan poco personal y recursos, dentro de un ámbito tan delicado y tan noble como sigue siendo aún el ámbito hospitalario; tomando como recorte de la sociedad, parte de la población perteneciente al Hospital Interzonal General de Agudos "Prof. Dr. Luis Güemes", intentando abrir el análisis de sus posibles causas así como, sus muy probables consecuencias, tendiendo con ello, a colaborar en los aspectos preventivos de la problemática.

Lic. Beatriz Esposito

CAPÍTULO I
HACIENDO ALGO DE HISTORIA

"La Medicina es una ciencia difícil, un arte delicado, un humilde oficio, una noble misión".

Prof. Dr. Luis Güemes

Morón, un partido con historia

En casi todos los partidos de la provincia de Buenos Aires, las familias propietarias solían prestar su nombre a los accidentes geográficos. Así es como el partido de Morón, a través del tiempo, fue recibiendo distintas denominaciones tales como "pago de la Cañada de Juan Ruiz", "Cañada de Morón", por el capitán Diego Morón, "Cañada de Oliva", en recuerdo del capitán Juan de Oliva. Otra versión sostiene que, entre los primeros pobladores que se radicaron figuraban algunos españoles naturales de la ciudad andaluza de Morón de la Frontera.

También se lo denominó "Cañada de la Paja", "Chacra de Atolaguirre y Arguibel" y en 1932 el gobierno conservador cambió el nombre de Morón por el de "6 de Setiembre", en conmemoración del Golpe de Estado de 1930. Recién en 1946 el partido recuperó su nombre original.

Lo cierto es que el partido de Morón, en el siglo XVIII se hallaba ocupado por completo por establecimientos cerealeros o "chacras". No obstante, entre los propietarios y arrendatarios predominaban los españoles, italianos, franceses, irlandeses, mestizos e indios, casi todos ellos peones y en menor medida arrendatarios. Provenían de Misiones, Paraguay y el Noroeste; habían bajado con las tropas de carretas por el camino real o en barcazas por el Paraná, y se habían quedado, atraídos por los salarios comparativamente altos que se pagaban aquí. También migraron forzosamente, los negros esclavos traídos de África y sus hijos mulatos.

La presencia del camino real, que conducía a Chile y Perú, fue fundamental para el desarrollo del partido. Este camino, hoy Avenida Rivadavia, pasaba por el pueblito de Morón para dirigirse luego al río Reconquista, al que atravesaba por lo que después sería llamado: Paso del Rey.

En 1840 Juan Manuel de Rosas, el restaurador, era un gran conocedor de los pagos de la Cañada de Morón el cual, le interesaba por su posición estratégica. Así es como mandó que se emplazaran en el lugar varias invernadas de caballos del ejército.

En 1859 llega al partido el ferrocarril, con lo que se aseguró que, la producción de la zona fuera conducida en forma rápida y segura a la capital.

En 1865 llega a la presidencia de la Municipalidad de Morón, el doctor José María Casullo. Una de las calles más importantes de la ciudad, lleva su nombre en homenaje a su labor cómo médico durante la epidemia de fiebre amarilla y por sus posteriores cargos públicos tanto como titular del municipio, como por su función, como Juez de Paz.

La señora Ostaciana Bravo de Lavignolle, una adinerada benefactora, fundó en 1889 la sociedad Conferencia de Señoras de S. Vicente de Paul de la purísima concepción de Morón, institución predecesora del hospital vecinal mixto de Morón. Dedicó su vida y su trabajo a este emprendimiento, por eso actualmente el Hospital de Morón lleva su nombre.

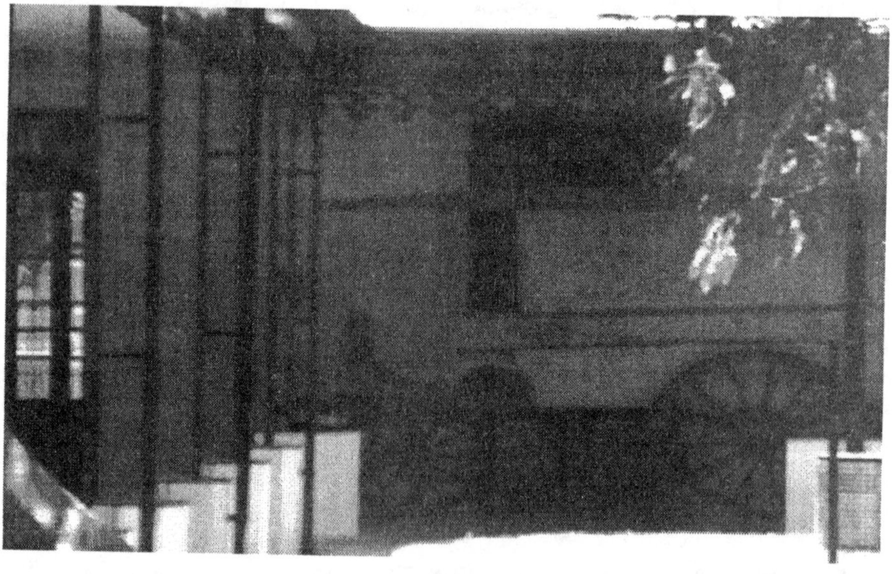

Primera ambulancia del partido, actualmente situada en el Museo de Morón.

A partir de 1920 comienza un incipiente desarrollo industrial que tuvo su punto máximo en 1.950, en coincidencia con el período de gran industrialización del país. Por estos días se instalan en el partido y en zonas periféricas, empresas de la talla de La Cantábrica, Eternit, Italar, Alfa, Castelar, Goodyear y Fermolac; así como también, e**n 1926 se crea el Colegio Ward** que anteriormente funcionaba en Flores.

Por otra parte, en 1930 el doctor Manuel Fresco, dirigente del partido conservador, es nombrado Comisionado por la provincia de Buenos Aires y lleva adelante importantes obras en el partido de Morón: se establece la primera asistencia pública, se pavimentan las calles del municipio, se crea el matadero modelo municipal, el alumbrado público, la apertura del Camino de Cintura y se crea el "Instituto de Cirugía de Haedo".

En 1939 se produjo la Creación del Palacio Municipal el cual fue inaugurado el 10 de diciembre de 1939, bajo la intendencia de Rafael Amato y la gobernación de Manuel Fresco; **en 1968** se crea la universidad de Morón y en **1970 se crean los tribunales del mismo partido.**

No habiendo una fecha precisa fundacional del pago, se toma el 5 de Octubre como día de Morón. Esta es la festividad de la patrona principal, la Inmaculada Concepción del Buen Viaje, advocación de la Virgen de la capilla de Morón, posta del camino hacia el interior del territorio.

El primer intendente de Morón, fue Gregorio de Laferrere (1867-1913), diputado nacional y provincial y reconocido escritor argentino, quien se destacó por sus obras de teatro. Entre sus obras más conocidas se encuentran "Las de Barranco", "¡Jettatore!", "Locos de Verano" y "Los Invisibles".

En sus orígenes, Morón y La Matanza eran parte de un solo partido. Dada su extensión, el Cabildo de Buenos Aires decidió que Morón se independice. Actualmente, las localidades más importantes a este partido son: Haedo, Castelar, El Palomar y Villa Sarmiento que, en 1903 fue declarada ciudad. **Además en 1995 se produjo la división del partido y según l**a ley provincial 11.610 se establece que Morón, sea dividido en tres partidos: Ituzaingó, Hurlingham y Morón.

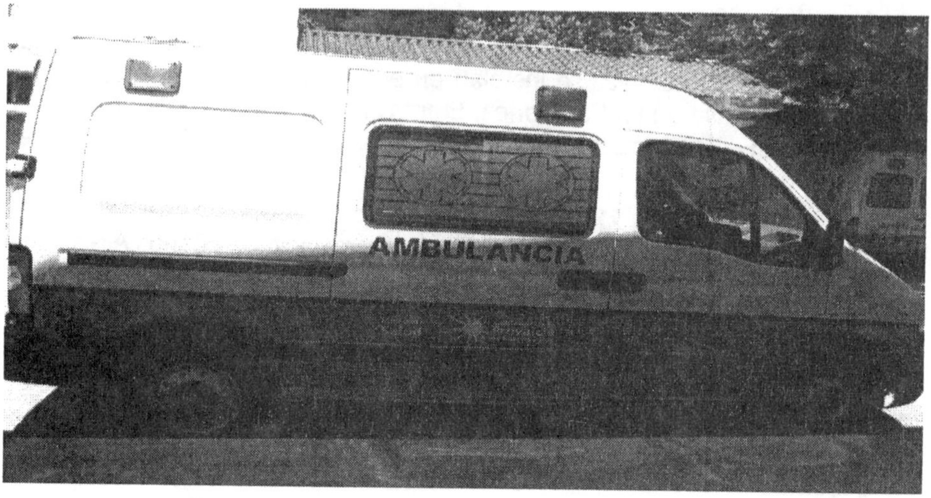

Ambulancia utilizada actualmente en el H.I.G.A. Prof. Dr. Luis Güemes de Haedo, Morón.

Hospital: un lugar posible para muchos

Se considera Hospital, a todo establecimiento -independientemente de su denominación- dedicado a la atención médica, en forma ambulatoria y por medio de la internación, sea de dependencia estatal, privada o perteneciente a obra social; de alta o baja complejidad, con fines de lucro o sin él, declarados en sus objetivos institucionales, abierto a toda la comunidad de su área de influencia o circunscripta su admisión a un sector de ella.

Salud pública

Salud Pública es la ciencia que, protege y mejora la salud de las comunidades a través de la educación, promoción de estilos de vida saludables, campañas de concientización, la educación y la investigación para prevenir enfermedades y lesiones.

Para esto, cuenta con la participación de especialistas en medicina, biología, psicología, matemáticas, política pública, ciencias ambientales, educación, computación, ingeniería, demografía, enfermería, sociología y estadística, entre otras ciencias.

El desarrollo de la salud pública, depende de los gobiernos, que elaboran distintos programas de salud, para cumplir con los mencionados objetivos. Entre las funciones de la salud pública, se encuentran la prevención epidemio-patológica (con vacunaciones masivas y gratuitas), la protección sanitaria (control del medio ambiente y de la contaminación), la promoción sanitaria (a través de la educación) y la restauración sanitaria (para recuperar la salud).

Los organismos de la salud pública, deben evaluar las necesidades de salud de la población, investigar el surgimiento de riesgos para la salud y analizar los determinantes de dichos riesgos. De acuerdo a lo detectado, deben establecer las prioridades y desarrollar los programas y planes que permitan responder a tales necesidades.

La salud pública, también debe gestionar los recursos para asegurar que sus servicios, llegarán a la mayor cantidad de gente posible. Por otra parte, no puede ofrecer servicios de avanzada, para ciertas personas y descuidar las condiciones de salud del resto, ya que parte de un principio comunitario y no personal. Al depender del Estado, la salud pública no debería hacer distinciones entre los habitantes de una misma región.

Funciones de la salud pública

Las funciones esenciales de la salud pública, son el conjunto de acciones que deben ser realizadas con fines concretos, para mejorar la salud de las poblaciones. Estas funciones esenciales de la salud pública son:

1. Seguimiento, evaluación y análisis de la situación de salud.
2. Vigilancia de la salud pública, investigación, control de riesgos y daños en salud pública.
3. Promoción de la salud.
4. Participación de los ciudadanos en la salud.
5. Desarrollo de políticas y capacidad institucional de planificación y gestión en materia de salud pública.
6. Fortalecimiento de la capacidad institucional de regulación y fiscalización en materia de salud pública.
7. Evaluación y promoción del acceso equitativo a los servicios de salud necesarios.
8. Desarrollo de recursos humanos y capacitación en salud pública.
9. Garantía y mejoramiento de la calidad de los servicios de salud, individual y colectivo.

10. Investigación en salud pública.
11. Reducción del impacto de las emergencias y desastres en la salud.

Determinantes de la salud pública

Los determinantes de la salud pública, son mecanismos específicos en que, diferentes miembros de grupos socio-económicos influyen en varios grados de salud y enfermedad. Estos determinantes de salud, según Marc Lalonde, ministro de sanidad de Canadá son:

Estilo de vida: Es el determinante que más influye en la salud y el más modificable mediante actividades de promoción de la salud o prevención primaria.

Biología humana: Este determinante se refiere a la herencia genética que no suele ser modificable actualmente con la tecnología médica disponible.

Sistema sanitario: Es el determinante de salud que quizá menos influya en la salud y sin embargo es el determinante de salud que más recursos económicos recibe para cuidar la salud de la población, al menos en los países desarrollados.

Medio ambiente: Contaminación del aire, del agua, del suelo y del medio ambiente psicosocial y sociocultural por factores de naturaleza:

*Biológica (Bacterias, virus, hongos, etc).

*Física (Radiaciones, humos, desechos, etc).

*Química (hidrocarburos, plomo, plaguicidas, etc).

*Psicosocial y sociocultural (dependencias, violencias, stress, competitividad, etc).

Cabe recordar aquí, los requisitos para la salud descriptos en la Carta de Ottawa: la paz, la educación, el vestido, la comida, la vivienda, un ecosistema estable, la justicia social y la equidad.

Nuestra Identidad. ¿Quién fue Luis Güemes?

El doctor Luis Güemes, fue un médico, investigador y político argentino, nacido en la ciudad de Salta el 6 de febrero de 1856; hijo de don Luis Güemes y de doña Rosaura Castro; a la vez, ñieto del general Martín Miguel de Güemes, caudillo de la independencia.

Cursó sus estudios secundarios en el Colegio Nacional de su ciudad natal, ingresó en la Facultad de Medicina de la Universidad de Buenos Aires en 1873, obteniendo su doctorado en 1879 con una tesis sobre Medicina Moral en la que, sostenía que era necesario para el médico "conocer al hombre entero, en su doble esencia: física y moral".

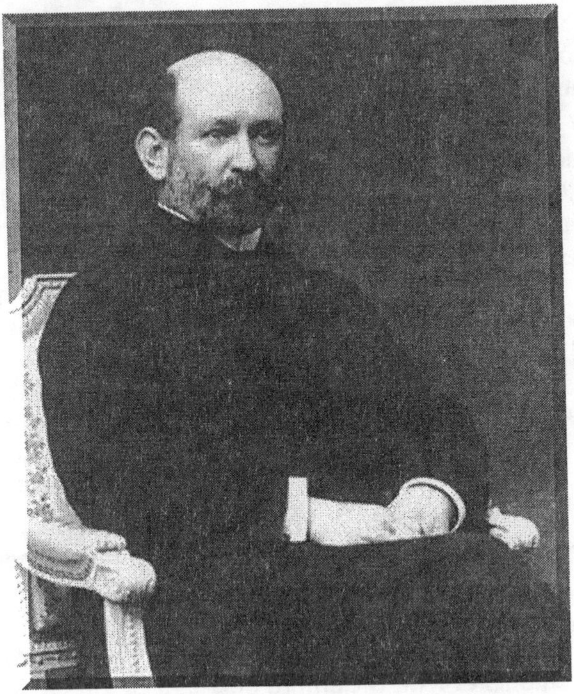

Prof. Dr. Luis Güemes. "Gran médico, gran profesor y gran clínico".

Ambicioso como Médico, luego de graduarse viajó a Europa y ya en París, cursa por segunda vez la carrera de Medicina en La Sorbona, la cual por aquel entonces, era considerada la capital mundial de la ciencia. Allí, obtuvo un nuevo doctorado en 1887 con una tesis sobre Hemosalpingitis.

Prosiguió realizando estudios de perfeccionamiento en Austria, Alemania, Inglaterra y con excelente renombre, regresa al país en 1889, ocupando en 1897 la cátedra de Clínica Médica, a la cual consagraría todo su talento.

En 1895, fue designado Académico de Medicina y en 1907 sus comprovincianos lo eligieron para una banca en el Senado de la Nación, llegando a ser Presidente y Vicepresidente del Alto Cuerpo durante varios años.

En 1912 fue Consejero de la Facultad de Medicina, mostrando una actuación armónica, justa, estimulando el progreso y la creación de nuevos institutos que, contribuyeron al progreso de la enseñanza.

Su fama se extendió por todo el mundo y en círculos de París se sostenía que, había hecho importantes descubrimientos sobre el funcionamiento de glándulas internas, continuando incansablemente con su tarea interminable de investigador y clínico (5).

Habiendo sido diagnosticado de cáncer por uno de sus médicos, se resistía a ser medicado, manifestando: "Quiero morir de mi propia muerte y no de la muerte que dan los médicos" (5). Así es como fallece en Capital Federal, el 9 de diciembre de 1927 con la misma serenidad y recato con que había vivido. La muerte de Luis Güemes fue su última lección de clínica, de terapéutica y de moral. Planteó "su caso" ante sus colegas y luego de analizar los diagnósticos posibles, llegó al definitivo. No se equivocó en el diagnóstico de su propia enfermedad; consideró su tratamiento tanto fastuoso como inútil, motivo por lo cual se negó a recibir asistencia. Aceptó su final con cierta resignación y acatamiento al orden de las leyes naturales, sosteniendo intacta su mirada inteligente de los hechos.

La Medicina, perdió así a un hombre y médico excepcional, ejemplar. En las instalaciones de la Sorbona, se descubrió una placa recordando su nombre y su ciencia y en Argentina, fue colocado en el frontispicio de la Facultad de Ciencias Médicas, un monumento realizado en bronce que, perpetúa su memoria. Obra del gran escultor argentino Agustín Riganelli, fue descubierto con extraordinaria ceremonia el 7 de Diciembre de 1.935 con la mención de "Gran médico, gran profesor y gran clínico".

Trabajador constante, mostró siempre un perfil bajo, llegando a ser un médico sumamente admirado tanto por su talento y sabiduría como médico e investigador, como por sus valores de bondad y justicia. Su vida como estudiante fue muy sacrificada, viéndose obligado a sufrir privaciones. Esta escuela de pobreza templó su espíritu, ayudándolo a comprender y a respetar el gran problema de la indefensión y el desamparo, condicionando su posterior accionar como Médico y Ser Humano. A este hombre ejemplar, a este Médico notable, el Doctor Luis Güemes, debemos el nombre de "Nuestro Querido Hospital".

CAPÍTULO II
HISTORIA DEL H.I.G.A. PROF. DR. LUIS GÜEMES

No se puede decir que la esperanza exista o no exista,
porque es como los caminos que recorren la tierra; al principio
no hay caminos, pero cuando muchos hombres marchan
en la misma dirección, surge el camino.

Lu Shin

Instituto de Cirugía de Haedo

Durante la gobernación del Dr. Fresco, la familia Güemes, en un gesto de gran generosidad, cedió a la provincia de Buenos Aires, tierras para ser destinadas a la construcción del "Instituto de Cirugía de Haedo", como fue llamado entonces. La obra se inició el 20 de Noviembre de 1.938, finalizando el 14 de Septiembre de 1940, si bien se inauguró oficialmente el 29 de Junio de 1.942 siendo en ese entonces gobernador, Rodolfo Moreno. Constituyó un orgullo para los haedenses, por tratarse de un hospital que, en ese momento tuvo incidencia a nivel internacional, convirtiéndose en el centro de cirugía más importante de Sudamérica. Actualmente continúa asistiendo pese a la crisis, incluso a pacientes de otras nacionalidades.

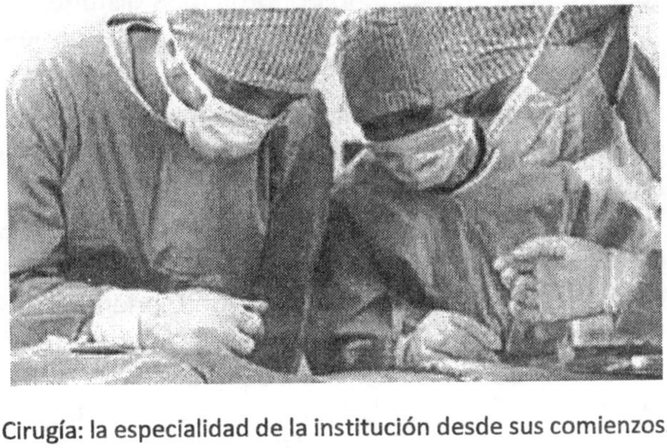

Cirugía: la especialidad de la institución desde sus comienzos.

El edificio es de una belleza muy particular, réplica exacta del hospital general de Dusseldorf, Alemania, especialmente la fachada principal situada sobre la calle Güemes, donde se destacan las escalinatas y las fuentes ornamentadas con cabezas de león.

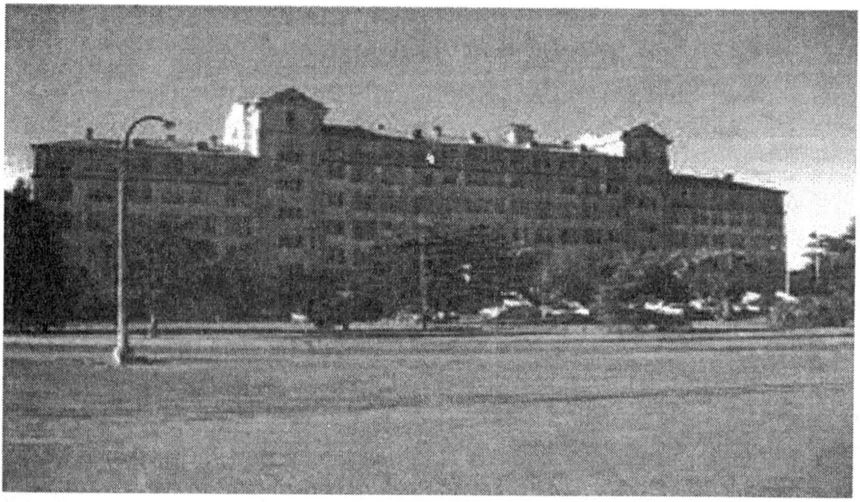

Un hospital de alto prestigio médico.

Al proyectarse la construcción del "Instituto de Cirugía", se tuvo en cuenta la necesidad de dotar a la Provincia de Buenos Aires, de un centro científico que, pusiera al alcance de la población servicios de especialistas y las comodidades de carácter hospitalario más completo, permitiendo de esta manera que, fueran remitidos enfermos desde los puntos más distantes del territorio, cuando necesitasen servicios de alta cirugía que, por naturales razones no pudieran ser prestados en el punto de origen.

Si bien es cierto que, desde sus inicios quedaron establecidas, Cirugía y Traumatología como especialidades de este hospital modelo, a partir de 1970, el mismo fue evolucionando a hospital general.

Hoy día el Hospital Güemes, es uno de los grandes centros hospitalarios del distrito. Se trata de un Hospital de Agudos en nivel IV, por cuanto el establecimiento, cuenta con aparatos de alta complejidad, orientado a la emergencia, el trauma y cirugía, contando además con servicios de importancia como UTI-UCO, Clínica Médica, Cardiología, Neurocirugía, Ginecología, Endocrinología, Gastroenterología, Nefrología, Urología, Cirugía Plástica, Oftalmología, Odontología, Otorrinolaringología, Salud Mental, Fonoaudiología, Centro de

Diagnóstico por Imagen, Laboratorio, Servicio de Anestesia, Hemoterapia, Infectología, Kinesiología, Radioterapia, Servicio Social, siendo uno de los principales referentes provinciales en Fertilización Asistida y el único que brinda asistencia psicológica a estos pacientes. Constituye un centro de referencia en la zona oeste. El Hospital no cuenta con las especialidades de obstetricia y pediatría, por cuanto el grupo etario que se asiste es exclusivamente adulto.

Pese a ello, durante el año 2.012, se efectuaron 208.353 consultas en consultorios externos, 47.627 consultas en emergencia y 4.898 internaciones.

Dentro de su predio, el Hospital Güemes, también alberga desde el año 1.999, una sede de la Facultad de Medicina de la Universidad de Morón, en un edificio anexo, donde todos los años ingresan gran cantidad de alumnos que sueñan con llegar a ser Médicos un día.

Como institución destacada, ha tenido el privilegio de contar con la presencia de personalidades de la Medicina Mundial, como el ex jefe de Cirugía Dr. Iván Goñi Moreno, el ex jefe de Traumatología Dr. Piñeyro Sorondo entre otros tantos que, tanto han prestigiado desde sus inicios, a este hospital escuela con su invalorable labor.

Conformación del Predio

El Hospital Luis Güemes, dispone de una superficie construida de 16.057 m2. Su edificio principal consta de seis plantas y un subsuelo, siendo el que observa mayor movimiento.

Distribución por plantas

Distribución del Subsuelo: Guardia de Traumatología, Guardia General, Mantenimiento, Cocina, Ropería, Archivo, Alimentación, Deposito, Morgue.

Distribución de la Planta Baja: Dirección, Servicio Social, Capilla, Estadística, Biblioteca, Área Administrativa, Oficina de Apui, Diagnóstico por Imagen, Laboratorio de análisis clínicos, Hemoterapia, Anexo de Salud Mental, Asesoría Letrada, Demanda Espontánea, Farmacia, Conmutador.

Distribución del primer piso: 2 salas de Internación de Traumatología, sector hombres y sector mujeres, quirófano de Traumatología, Oficina de Cicop, Mesa de Entradas, Oficina de Electromedicina, Departamento de Medicina Legal. Auditoría.

Distribución del segundo piso: Medicina Reproductiva, Sala de internación de Ginecología, Sala de internación de Urología, Comité de Docencia e Investigación, Departamento de Enfermería, Unidad de Terapia Intensiva, Unidad Coronaria, Diálisis, Aula de UTI, Unidad de Infectología, Esterilización, Vacunación, Sector de Voluntarias.

Distribución del tercer piso: Sala de Internación de Cirugía sector mujeres, Sala de Internación sector hombres, Aula de Cirugía, Sala de Internación de Cirugía Cardiovascular, Servicio de Endocrinología.

Distribución del cuarto piso: Sala de Internación del Servicio de Clínica Médica, Esterilización, Sala de Internación del Servicio de Neurología, Unidad de Oncología, Sala de Internación del Servicio de Gastroenterología.

Distribución del quinto piso: Laboratorio de análisis clínicos.

Distribución del sexto piso: Habitaciones y Comedor para los Médicos Residentes.

Por otra parte, dentro del predio del hospital, funcionan también:

Los consultorios externos de distintas especialidades.

La sede de la Facultad de Medicina de la Universidad de Morón.

Un Jardín de Infantes municipal (Noni Noni), el cual inicialmente fue pensado para que asistan exclusivamente los hijos del personal del hospital; actualmente y desde hace unos años, fue abierto a la comunidad.

Una confitería provista de kiosco que, puede vislumbrarse en la mano izquierda de la entrada hacia el hospital.

En un edificio especialmente reacondicionado, se encuentra la Sala de Resonancia Magnética, inaugurado en el año 2.009.

El Comedor Médico, en donde según circunstancias y necesidades, además se han realizado actividades de otro tipo, ej: la asistencia del grupo interdisciplinario Cardiovida, brindis de fin de año, festejos y eventos varios.

Por último, frente a este comedor, encontramos un pequeño edificio de dos plantas: se trata de la Escuela de Enfermería Prof. Dr. Ramón Carrillo, donde desde hace aproximadamente 10 años, funciona además, "nuestro" Servicio de Salud Mental, en condiciones edilicias deprimentes.

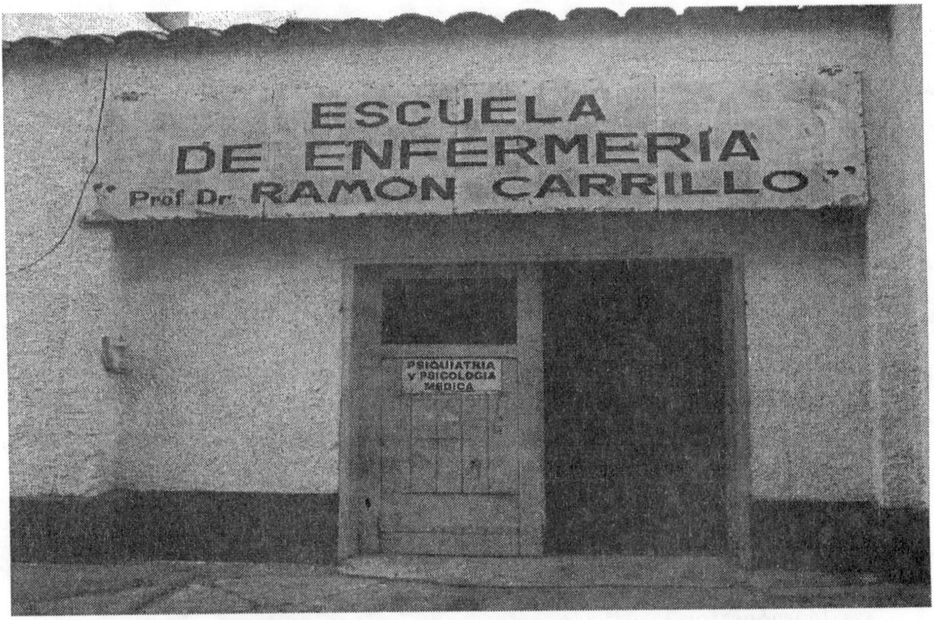

Servicio de salud mental (con la antigua denominación), dentro de la Escuela de Enfermería. El cartel muestra la resistencia del poder hegemónico de un sector del personal

Estructura organizativa del hospital Güemes

Dirección:

- Director Ejecutivo (Dr. en Medicina)
- Director Asociado (Dr. en Medicina)
- Director Asociado (Dr. en Ciencias Económicas)

Comités:

- Comité de Docencia e investigación
- Comité de Tumores
- Comité de Enfermería
- Comité de Infectología

Comisiones:

- Comisión de Residentes

Descripción del organigrama hospitalario

Recursos:

Recursos Estructurales:

- Salas de internación: 10
- Quirófanos: 4
- Camas de hospitalización: Inicialmente, el hospital contaba con 300 camas, pero debido a reformas edilicias y recortes presupuestarios, hoy cuenta con aproximadamente 150 camas.
- Camillas: 38
- Tomógrafo: 2
- Mamógrafo: 2
- Resonador Magnético: 1
- Ecógrafos: 3
- Electroencefalógrafo analógico: 1
- Electroencefalógrafo computarizado: 1
- Electrocardiógrafo: 2
- Equipos de RX: 3
- Seriógrafo: 1
- Equipos de Hemodiálisis: 8

Recursos Humanos:

- Servicio de Alimentación: 5 Licenciados en Alimentación
- Servicio de Anatomía Patológica: 4 Médicos
- Servicio de Anestesia: 3 Médicos
- Servicio de Cardiología: 10 Médicos
- Servicio de Cirugía Cardiovascular: 10 Médicos
- Servicio de Clínica Médica: 16 Médicos

- Servicio de Cirugía Plástica: 2 Médicos
- Servicio de Cirugía Quirúrgica: 28 Médicos
- Demanda Espontánea: 6 Médicos
- Servicio de Diagnóstico por Imagen: 10 Médicos
- Servicio de Emergencia: 5 Médicos
- Servicio de Endocrinología: 5 Médicos
- Servicio de Farmacia: 3 Farmacéuticos
- Servicio de Gastroenterología: 8 Médicos
- Servicio de Ginecología: 17 Médicos
- Servicio de Hemoterapia: 2 Médicos, 17 Técnicos
- Servicio de Infectología: 3 Médicos
- Servicio de Kinesiología: 6 Médicos, 1 Licenciado
- S. de Laboratorio: 9 Bioquímicos de Planta, 13 Bioquímicos de guardia, 16 Técnicos de Laboratorio.
- Servicio de Nefrología: 8 Médicos
- Servicio de Neurocirugía: 10 Médicos
- Servicio de Odontología: 3 Médicos
- Servicio de Oftalmología: 3 Médicos
- Servicio de Oncología: 2 Médicos
- Servicio de Ortopedia y Traumatología: 30 Médicos
- Servicio de Otorrinolaringología: 3 Médicos, 2 Licenciados
- Servicio de Radioterapia: 4 Médicos
- Servicio de Salud Mental: 2 Médicos Psiquiatras, 2 Licenciados en Psicología, 1 Licenciado en Sociología
- Servicio Social: 5 Licenciados en Trabajo Social
- Servicio de Unidad Coronaria y Terapia Intensiva: 16 Médicos
- Servicio de Urología: 6 Médicos
- Auditoría Médica: 1 Médico
- Departamento de Medicina Legal: 1 Médico
- Asesoría Letrada: 1 Abogado
- Docencia: 1 Médico
- Ingeniería: 1 Ingeniero

- Jefes de Guardia: 7 Médicos
- Administrativos: 73

Departamento de Enfermería:

- Licenciados en Enfermería: 18
- Enfermeros Profesionales: 66
- Enfermeros Universitarios: 20
- Auxiliares de Enfermería: 82 ----Total: 186

Creación del Servicio de Salud Mental

En sus comienzos, nuestro servicio, funcionaba en un vehículo, situado dentro del predio del estacionamiento del hospital.

El doctor Rispo, era el responsable del servicio allá por el año 1.947, época en que, se asistía a los pacientes en psicoterapia dentro del vehículo, en la playa de estacionamiento del Hospital. Con el transcurso del tiempo, esta situación de lugar, fue superada y se comenzó a trabajar en el subsuelo del edificio principal, al lado del sitio donde en esa época funcionaba la morgue. El lugar elegido, no era el sitio ideal, pero era un lugar posible para asistir a tantos pacientes que, presentaban problemáticas tan complejas y entiendo que el logro del mismo, tuvo gran importancia en ese momento. Por otra parte, el doctor Rispo, fue pionero en instaurar técnicas de psicoterapia de grupo en el oeste del conurbano bonaerense.

Posteriormente, se luchó por ocupar un lugar mejor posicionado; así es como salud Mental funcionó durante muchos años -siempre en un espacio reducido- en el hall del cuarto piso del edificio principal, compartió junto al servicio de cirugía cardiovascular, un espacio en los consultorios externos y, desde hace aproximadamente 10 años, desarrollamos nuestra labor en la escuela de enfermería, donde Psicología funciona en la planta baja y Psiquiatría en la planta alta, siempre con carácter de lugar prestado. No contando aún, con un espacio que sea propio!

Evolución

La inserción de las ciencias sociales en el campo de la salud, ha tenido toda una historia de romances y desencuentros, de entendimientos y controversias, de posicionamientos e invasiones ilimitadas de espacios particulares, de interdisciplina y respeto ético.

La Psicología, como disciplina científica, no ha estado exenta de esta historia y todos los profesionales del mundo "psi" que, en algún momento han trabajado en instituciones de salud conocen y han vivenciado en sus espacios institucionales, la veracidad de este proceso.

Los psicólogos dedicados al campo de la salud, hemos tenido que, invertir un buen tiempo de nuestras prácticas en demostrar y delimitar nuestro espacio profesional, en los diversos hospitales donde nos hemos ido insertando. Lo elemental muchas veces, es lo más difícil de ser comprendido, al decir de la zorra de El Principito: "..lo esencial es invisible para los ojos." (41)

Las ciencias sociales y en particular la Psicología, se han ido posesionando de un espacio, antes ocupado sólo por la medicina: el espacio de la salud. En esta interrelación, la Psicología es una ciencia que, de modo indiscutible ha ayudado, ha intercedido, ha favorecido junto a otras disciplinas de las ciencias sociales, a la llamada "humanización de las ciencias médicas". El Psicólogo, es un especialista en tensiones de la relación o comunicación humana y este es el campo específico sobre el que debe actuar.

A menudo nos preguntamos ¿Cuál es el rol del Psicólogo en la realidad hospitalaria? ¿Cuáles son las tareas que en verdad le competen?

De alguna manera, en general existe una imagen distorsionada acerca de la función que un Psicólogo debe desempeñar dentro de las instituciones de salud. Por nuestra parte, en sus comienzos el Instituto de Cirugía de Haedo, fue diseñado y pensado para atención de pacientes quirúrgicos. Desde esta perspectiva y propuesta inicial, nuestras intervenciones estuvieron centradas en todo lo vinculado a procesos de intervención quirúrgica, siendo desvalorizada cualquier otro tipo de asistencia y/o intervención. Así es como, los Servicios de Ortopedia y Traumatología o Cirugía, eran especialidades muy prestigiadas y constituían casi el único universo posible.

Esta situación limitó muchísimo nuestro accionar y así vimos durante muchos años como nuestro Servicio de Salud Mental, era solicitado para que nos hagamos cargo de:

Comunicar sucesos desagradables, tales como fallecimiento de familiares, intervenciones quirúrgicas, amputaciones, o ante aquella situación que al médico lo angustiara sobremanera (aun no teniendo incluso consciencia sobre esta angustia).

En ocasiones de muy difícil diagnóstico, luego de días de internación, cuando no se detectaba qué enfermedad tenía un paciente determinado, se realizaba la interconsulta a Salud Mental con idea que, nosotros concluyamos en que, el paciente tenía en verdad, un problema de origen psíquico.

En situaciones en que, el equipo médico cometió algún error, la familia del paciente presentó su queja y se nos llamaba para intervenir y concluir que, se trataba en realidad, de una familia conflictiva, lo cual debía quedar asentado en la historia clínica del paciente en cuestión, por temor a que se iniciara querella.

¿Qué profesional de Salud Mental no ha tenido intervenciones de este tipo?

Principales funciones que debiera efectuar un profesional del área "Psi"

1. En líneas generales, se trata de garantizar la integridad de la atención médica que el paciente recibe, al tratar y valorar no sólo su cuerpo sino su mundo subjetivo vale decir, tratar de interpretar correctamente al paciente, qué es lo que está diciendo con sus síntomas, así como descubrir su singular modo de enfermar.
2. La interconsulta con el resto de los profesionales que, asisten al paciente, tendiente a lograr mayor comprensión acerca de la problemática de salud que padece. Además, trabajar de manera conjunta, intercambiando saberes disciplinares, evita gran parte del stress que, genera el trabajar de manera aislada.
3. Intervenir en circunstancias en que, dos servicios sostienen pautas distintas a seguir, respecto de un paciente. Ej: el servicio de cirugía opina que hay que operar al paciente, pero clínica médica sostiene que no es oportuno intervenirlo; en el mientras tanto ambos servicios definan la postura a seguir, se genera una dilación que posiciona necesariamente angustiado al paciente, con la incertidumbre de una duda que, no es la suya. Ambos servicios, al no poder resolver sus diferencias, hacen de alguna manera abandono -aunque temporal- de paciente. La intervención de un Psicólogo que trabaje sobre esta cuestión, puede ser de gran ayuda en estos casos.
4. Participar de alguna cirugía que, se presente con mucha probabilidad de complicación, resulte de cierta originalidad o tenga alguna connotación interesante de trabajar en forma interdisciplinaria.

Las múltiples actividades que un Servicio de Salud Mental, puede desarrollar en una institución de salud, pueden resumirse de la siguiente manera:

Brindar atención psicológica y/o psiquiátrica a los pacientes, familiares y en ciertos casos, orientación y derivación, al personal asistencial de otros servicios de la institución misma o de otras instituciones especializadas.

Utilizar y aplicar diferentes formas y técnicas de intervención psicológica a nivel individual, grupal e institucional, según lo requiera el caso.

Integrarse al trabajo multidisciplinario de los diferentes servicios de la institución.

Contribuir a elevar la satisfacción de la población con los servicios recibidos, participando en la evaluación y ajuste de los mismos a las expectativas de la población y a las posibilidades crecientes de la institución.

Contribuir a elevar el bienestar psíquico y la salud mental del personal asistencial, realizando trabajo preventivo institucional.

Participar en la selección, evaluación y clasificación del personal asistencial que, requiera de determinadas condiciones psicológicas para la ejecución de sus labores.

Desarrollar una línea de investigación central y ofrecer actividad docente y científica con un programa metodológicamente orientado por los propios objetivos del servicio en la institución.

Todas estas funciones, tienen algo en común: buscan rescatar la subjetividad presente en cada acción, en cada momento y en cada eslabón del proceso asistencial que, se produce en las instituciones de salud y ahí estaremos ciertamente humanizando, haciendo más integral cada relación que se establece entre las diferentes subjetividades que intervienen; por ejemplo cuando un médico se relaciona con su paciente, dándole una información, explicándole un tratamiento, remitiéndolo a otra especialidad, cuando dos profesionales tienen que interconsultar un caso y tomar una decisión, cuando un servicio tiene que organizar una forma de abordaje de un problema que están presentando.

CAPÍTULO III
STRESS EN UN HOSPITAL DE TRAUMA Y CIRUGÍA

Ante las enfermedades que causa la pobreza, los microbios o virus, son unas pobres causas.

Dr. Ramón Carrillo.

La palabra estrés o stress proviene del griego Stringere, que significa provocar tensión. Lo cierto es que, consiste en un mecanismo normal de reacción de nuestro organismo ante perturbaciones del medio ambiente. Se trata de un dispositivo de defensa que, nos ayuda a sortear peligros. Tiene una clara dimensión biológica, pues provoca cambios en el sistema cardiovascular capaz de inducir eventos patológicos. Que estos eventos ocurran o no, dependerá del aparato psíquico mediador entre el mundo externo y el cuerpo o soma, siendo regulado por el sistema nervioso autónomo y por el sistema endócrino.

La reacción de stress no es en sí misma patológica, no es la causa; es el efecto producido por los agentes o factores del stress (estresantes).

Constituye uno de los factores de riesgo más importantes para que, una persona desarrolle un infarto agudo de miocardio, lo cual da cuenta del nivel de gravedad del mismo dado que, el IAM constituye la primer causa de muerte en todo el mundo, siendo 7 veces mayor que la segunda.

Según la definición ofrecida por la First National, el stress es "una sensación obviamente dolorosa o adversa que, induce la aparición de sufrimiento o tensión sobre el estado físico y psíquico de la persona que lo sufre"; siendo también utilizada en ocasiones, como sustituto de lo que debería ser denominado como ansiedad, conflicto, autoamenaza, frustración o falta de seguridad.

Salud, no sólo implica estar libre de patología sino, mantener el cuerpo y la mente en el mejor estado de equilibrio bio-psico-social. Ahora bien: ¿Con qué se trabaja habitualmente en el ámbito de la emergencia, en la trinchera del sufrimiento que supone el ámbito hospitalario? Con la muerte, la presión del tiempo sin tiempo, el cuerpo y su fragmentación,.. el fracaso en las intervenciones..el desborde en la demanda y por ende, el desencadenante obligado: la angustia como espejo llegando al límite de lo humano...

Sabemos que, el stress acumulado puede llegar a ser sinónimo de muerte súbita y que hay especialidades médicas que, han observado una mayor vulnerabilidad frente al stress, consideradas por lo tanto disciplinas de "alto stress" como por ejemplo, cirugía general o terapia intensiva y que, en las guardias hospitalarias se mueve un nivel de adrenalina, capaz de generar un monto de tensión y de stress altamente significativo.

En investigaciones efectuadas a médicos con angina de pecho, pudo observarse en el relevamiento de datos que, el stress que presentaban guardaba vinculación con:

* Sobrecarga de trabajo
* Insatisfacciones vitales
* Situaciones conflictivas crónicas
* Movilidad social
* Incesante rutina de la práctica
* Aburrimiento

Esto no implica que, todos los profesionales de la salud que, desarrollan sus actividades frente a estas circunstancias, finalizarán estresados sino que, la persistencia en el tiempo de algunos aspectos del malestar o agente estresante, o la acumulación de varios sucesos estresantes, conllevaría una fuerte tendencia a desencadenar estrés, especialmente en aquéllas personas muy vulnerables que reaccionan con una intensa ansiedad ante sucesos menores que sin embargo vivencian como muy amenazantes.

Por otra parte, no resulta fácil poder explicar por qué, muchos agentes de salud, ante la presencia de grandes estresores, observan resistencia y conservan su salud. Los profesionales "psi", lo vinculamos a la existencia de un yo fuerte y a la estructuración de adecuados mecanismos de defensa; sin embargo, no podemos dejar de tener en cuenta que, estos mecanismos, sólo pueden gestarse dentro del seno de una familia sana, la cual a su vez, es reflejo de la sociedad en la cual se encuentra inmersa.

Agentes o factores estresantes

Necesidades básicas insatisfechas, desocupación, conflictos laborales, temor a la pérdida de trabajo, impunidad, injusticia y desigualdad social, cambios socioeconómicos, medidas económicas injustas, conflictos interpersonales e intrapersonales, frustración, autoexigencia marcada, aislamiento, pérdidas, situaciones de amenaza, (ej: quiebre laboral, contexto de guerra). Todas estas circunstancias, generan en el ser humano, desesperanza, incertidumbre frente al porvenir, desolación, faltas de perspectiva. Promueven en mayor o menor medida, dificultades para poder proyectarse.

Vemos que, se trata de un síndrome que está sumamente consustanciado con los problemas inherentes a la sociedad. El individuo, no es un ente descontextualizado del mundo y de las circunstancias que le toca vivir. La creciente desocupación, los bajos salarios, nos inducen a fumar demasiado, a ingerir alimentos que con el paso del tiempo van restando a nuestro cuerpo vitalidad y recursos defensivos, generándose de este modo una suerte de circuito vicioso en que, se observa que la enfermedad nos distancia; nuevamente estamos frente a la marginación, la pobreza de relaciones sociales impuesta por una sociedad de consumo que exalta el hedonismo, el exitismo, la permisividad, la relatividad (39). Una publicidad invasiva a favor de estos valores, viene a marcarnos cuáles son nuestras necesidades, conduciéndonos sin ser conscientes de ello, hacia el individualismo y el aislamiento. Hay numerosos estudios recientes que, muestran la seriedad de esta situación al poner en evidencia que, la gente menos integrada socialmente, tiene más posibilidades de sufrir deterioros cognitivos, efectuar un evento cardiovascular e incluso, más posibilidades de morir.

Lo cierto es que, un individuo hedonista, permisivo, consumista y centrado en el relativismo, necesariamente tiene mal pronóstico. La impunidad que caracteriza a nuestra época, nos sitúa en posición vulnerable: padecemos de los mismos riesgos que nuestros pacientes. Ritmos de trabajos extenuantes,.. no dejan espacio para la lectura y el intercambio compartido que, nos permita contenernos mutuamente. Esta sí es una verdadera amenaza y nos conduce inexorablemente a una pérdida de identidad como profesionales, deshumanizándonos.

Situaciones estresantes por las que atraviesa el equipo de salud

a) **Ansiedades y temores** invaden el ámbito de la cirugía, tanto en el enfermo, para el cual es difícil confiar en los profesionales que lo asisten, quienes invadirán su cuerpo y su intimidad en el intento de salvar su vida; en el médico quien, muchas veces se sabe desbordado sin tener claridad acerca de esta circunstancia, encontrándose por lo tanto limitado en cuanto a poder contener al paciente y/o a su familia, lo cual complica aún más el panorama cuando se trata de un paciente o familia muy demandante.

b) El instrumento por excelencia con que contamos para abordar a un paciente es la **comunicación**, la cual no puede lograrse sin una **escucha** adecuada y real.

Cada uno de los profesionales que integran un equipo de salud, está comprometido frente a algún tipo de escucha frente al paciente y sería importante poder hacerse cargo de esta responsabilidad que es individual e ineludible.

Así como la escucha de un psicólogo, posee determinadas características en función de nuestra formación profesional y se dirige al armado de la historia personal-familiar del paciente, la escucha del médico, sirve para diagnosticar, derivar e interconsultar adecuadamente. También tiene su importancia que, la enfermera sepa escuchar cuando un paciente le confiesa algo personal, por cuanto es la figura más cercana al paciente, quien pasa más tiempo con él. Además, fue en ese momento el desborde discursivo y probablemente no aparezca luego.

Siempre, este "poder escuchar", va a redundar en beneficio del paciente y también nuestro, porque el interpretar adecuadamente al paciente, nos otorgará el bienestar de haber sido eficientes como profesionales y a largo plazo, sintetizará trabajo dentro de la red hospitalaria, así como también reducirá los costos.

Sin duda, lo que más alivia en el quehacer hospitalario, es el trabajo interdisciplinario. La fragmentación del saber en medicina, ha ocasionado también una disociación en las relaciones; no hay nada más estresante que trabajar de manera aislada. Esta situación, aunque lamentable, aún puede ser subsanada. Sin duda que, habría que trabajar en la línea de poder superar esta circunstancia.

Por otra parte, es importante interconsultar con un buen criterio de derivación; se previenen así muchas complicaciones del cuadro y evolución pre y post quirúrgica. Trabajar en equipo, ayuda a interpretar cuadros clínicos poco claros o complicaciones post-operatorias inexplicables que, terminan en fracasos inesperados. Asimismo, es importante señalar la importancia del momento de derivación. Cuanto más a tiempo sea realizada la interconsulta, más se beneficiarán todos.

c) Un móvil del trabajo con el paciente, lo constituye sin duda, la **transferencia.** Generalmente el paciente, de manera inconsciente realiza una transferencia de emociones sobre la figura de quienes lo asisten las cuales, pueden tener connotaciones de faltas de afecto, necesidad de protección, etc. que, se traducen en algunos casos en demandas excesivas, lo cual interfiere en el vínculo y es imposible de sostener. La transferencia es la función psíquica mediante la cual un sujeto transfiere inconscientemente y revive, en sus vínculos nuevos, sus antiguos sentimientos, afectos, expectativas o deseos infantiles reprimidos. Sigmund Freud, señala que este fenómeno ocurre en todas las relaciones entre seres humanos, pero cobra una relevancia especial en la relación terapéutica, convirtiéndose en su instrumento principal. La transferencia para Freud, ocupa entonces, el arma más poderosa de la resistencia así como un lugar central para la cura (14) (16) (20). "En los sanatorios en que los nerviosos no son tratados analíticamente, la transferencia muestra también máxima intensidad y adopta las formas más indignas llegando, a veces, hasta el sometimiento más absoluto y no siendo nada difícil comprobar su matiz erótico" (14) (16) (20).

d) Siguiendo el lineamiento anterior -conscientemente o no-, el médico supone una figura de autoridad para el paciente. Esta circunstancia, especialmente en pacientes muy demandantes, genera **roces** que, pueden llevar al médico inseguro a perseguirse, obturándose un trabajo libre y profesional.

Ante esta situación, el enfermero –ubicado desde el imaginario social como alguien más cercano-, en ocasiones se ve en situación de actuar como intermediario entre el médico y el enfermo. No todos los pacientes muestran un buen nivel de adaptación frente a la internación, ya que esta suele generar interferencia dentro del plano afectivo; el enfermo puede sentirse intolerante, ansioso, con temor, nostálgico, padecer de insomnio por dolor físico, por gritos o llanto de otro enfermo, pudiendo experimentar incertidumbre respecto a la evolución o la realidad hospitalaria y este también es un momento propicio para dar paso al trabajo interdisciplinario e interconsultar con servicio social y/o psicología.

e) Una de las situaciones más cotidianas que debe enfrentar el equipo de salud, es la **notificación del diagnóstico**, el cual genera angustia en el médico llevándolo a tener desde actitudes adversas o extremas tales como la dilación y evitación del mismo, hasta incluso una extrema crueldad en el momento de brindar el diagnóstico.

Si bien es cierto que, los tiempos hospitalarios no lo permiten, sería importante que esta tarea sea efectuada siempre en presencia de un psicólogo, que otorgue un marco de contención al paciente, especialmente en aquéllos casos en que se detecte sintomatología muy neurótica, borderline o psicótica, en los que se puede preveer desenlaces de angustia, o desestructuraciones patológicas a nivel psíquico, como puede llegar a ser el caso de un paciente que esté deprimido o un paciente con rasgos paranoides, el cual tendrá tendencia a vivir persecutoriamente los cuidados del personal; así como un maníaco tendrá tendencia a negar la realidad para no angustiarse. Habría que tener en cuenta que, en estos casos es muy probable que, la información brindada por el médico, sea fragmentada y distorsionada por la ansiedad del paciente y sus mecanismos defensivos. Asimismo, se torna indispensable que el profesional evalúe conjuntamente cuándo es el momento en que, el paciente se encuentra en condiciones internas de ser notificado acerca del diagnóstico (29) (32).

f) El agente de salud, de manera cíclica, se ve enfrentado a situaciones de asistir **pacientes críticos que mueren**, lo cual genera un monto de angustia importante en los miembros que conforman el equipo de salud, angustia que es variable de acuerdo al tipo de vínculo que hayamos establecido con el paciente; pero siempre se trata de una gran frustración. ¿Cómo nos defendemos ante ella?

Los psicólogos sabemos que, contamos con el recurso de la disociación instrumental la cual nos permite en cierto punto, poner una distancia crítica del paciente, para preservarnos y poder operar con esta realidad tan dura a que nos convoca nuestro quehacer hospitalario, que si bien parece instituido como normal por lo cotidiano, nos afecta sobremanera, constituyéndose en el punto más álgido de los elevados niveles de stress que evidenciamos. Ahora bien, ¿Qué recursos defensivos utilizan el resto de los integrantes del equipo de salud frente a la descompensación y la muerte de "sus pacientes"?..ya que, si se llegó a desarrollar una corriente afectiva, los pacientes son vividos un poco como "propios". Un cierto monto de negación es necesario para poder tolerar estos sinsabores de nuestra labor; el peligro surge, cuando el profesional hace una negación muy marcada acerca de la patología del paciente, minimizando los riesgos del procedimiento quirúrgico, haciendo de esta manera aunque en forma inconsciente, abandono del mismo, utilizando la evasión. Otro riesgo serio, implicaría hacerse cargo del paciente y su dolor, pudiéndose gestar en el profesional, un cuadro de depresión reactiva.

El agente de salud, ante estas circunstancias, debe realizar la tramitación del duelo por los pacientes fallecidos, siendo muy importante que realicen un duelo resiliente, por el propio cuidado y el de los pacientes que asisten, para lo cual, muchas veces, requieren de iniciar tratamiento psicológico o psiquiátrico.

g) No es poco el peso frente a la amenaza de **demandas por mala praxis**. Estas situaciones, a menudo confrontan al médico ante un conflicto ético-legal muy importante que también lo estresa sobremanera, desviándolo muchas veces del sentido originario de la Medicina: el deseo de curar.

h) A menudo se habla mucho de la **"falta de recursos"** en los hospitales públicos, haciendo referencia especialmente a los recursos humanos y materiales y en un plano teórico, todos entendemos de qué se está hablando. Lo que resulta muy difícil de poder dimensionar, es el tremendo impacto que genera en los agentes del equipo de salud, ver morir a los pacientes debido a la falta de medicación. Se torna difícil entonces, bajo este contexto socio-político-económico, crear un clima de trabajo adecuado y propicio para la salud. Al mismo tiempo, es un gran desafío el intentarlo.

i) En los últimos tiempos y en función de la crisis económica sostenida, se ha venido observando de manera cada vez más acentuada, un fenómeno que denominamos hospitalismo el cual, tradicionalmente respondía a cuadros psicopatológicos muy particulares en los que, el paciente realizaba una transferencia masiva de afecto en torno a la institución, caracterizada por una posición regresiva e infantil teñida de una extrema dependencia hacia el hospital y aquéllos profesionales que lo asistían, que lo llevaba a mostrarse reticente o negativo frente al alta hospitalaria.

Este fenómeno que, antes era observado de manera ocasional, hoy es cosa cotidiana. En un hospital, el paciente recibe cuidados intensivos, atención y protección necesarias, convirtiéndose entonces, en un lugar posible para la vida. Por otra parte, el hecho de tener asegurado durante su estadía hospitalaria, comida, vivienda y la mirada del otro, léase -agentes de salud-, lo lleva en ocasiones a especular y a permitirse incluso la posibilidad de evadirse de conflictos familiares de larga data. Asimismo, el **hospitalismo**, es utilizado por ciertas familias las cuales, evadiendo su responsabilidad, utilizan la institución como depósito de personas enfermas que en realidad, requerirían de una institución geriátrica o psiquiátrica o simplemente del cuidado de sus familiares, absorbiendo de este modo, gran parte del tiempo de asistentes sociales quienes deben realizar un sinnúmero de llamadas telefónicas, realizar visitas o búsquedas domiciliarias en el intento de reubicar al paciente correctamente y dejar libre la cama correspondiente. También implica un desgaste muy grande en el resto de los agentes que asisten a este tipo de pacientes, desvirtuándose su rol, generándose así una pérdida de recurso humano y un incremento en los costos que, podrían ser utilizados de otra manera.

Violencia hacia médicos

Es innegable la tremenda violencia social que existe a nivel mundial, guerras, delincuencia, terrorismo, accidentes fatales, catástrofes naturales, la cual se ve reflejada también en el ámbito de la salud. ¿Y porqué no? ¿O no formamos parte de la sociedad? Los más afectados parecieran ser las especialidades que implican desbordes emocionales tales como emergencias y psiquiatría:

médicos agredidos, golpeados, amenazados, abusados e insultados. Este es el panorama que tenemos, al cual nos enfrentamos cada día: estamos muy expuestos a la agresividad de pacientes y familiares.

¿Las causas? Según mi mirada, tenemos varios ejes de análisis:

1) Existen fallas desde el sistema de salud de larga data, bajos sueldos, instalaciones precarias, falta de personal que sobrecarga de trabajo es decir, un sistema laboral que es facilitadora de violencia.

2) Hay también un avance sostenido del consumo de alcohol y droga –legal e ilegal-. Oferta y demanda. En un futuro muy próximo harán falta más psicólogos.

3) Cada vez es menor el "hablar" y "tocar" al paciente. Al mismo tiempo se solicitan mayores prácticas de diagnóstico por imagen. No hay un real registro del paciente. Los médicos trabajan mucho y duermen poco, lo que los posiciona un tanto hostil en el vínculo con sus pacientes, generándose por ende un perfil de "paciente enojado", pues los grandes enojos se sostienen de ambas partes.

Estos 3 ejes son atravesados por la falta de límites y valores que caracteriza a la época actual. Hay una ruptura en las prioridades y esto es generador de violencia. No existe peor situación de violencia que la indiferencia.

Mejorar la comunicación entre todos, pareciera ser el camino hacia soluciones posibles. Mayor inversión -real- en salud y que esta, se vea materializada en obras comprobables. Ser autocríticos. Realizar psicoterapia. Todos: autoridades, agentes de salud, pacientes, porque la realidad así lo indica como necesario al momento actual. Muchas veces la agresión, es en respuesta a la presencia de la mentira.

Psicoprofilaxis quirúrgica

La psicoprofilaxis quirúrgica, es un área dentro de la psicología que, pretende ayudar a mejorar las relaciones que se establecen entre los distintos actores que intervienen en la situación quirúrgica en sí, con el fin de mejorar las condiciones de salud del paciente, favorecer su recuperación impidiendo un gasto energético excesivo dado que, el paciente necesitará de esa energía para la recuperación de su salud, además de ayudar a evitar en parte, el desgaste profesional. Si se logra establecer una relación empática con el paciente, propiciando la confianza y la relajación del mismo, a partir de privilegiar la palabra y la escucha, se creará un ambiente facilitador, aumentando las posibilidades de éxito de la intervención quirúrgica.

Muchas veces, el médico pide la interconsulta, pero pide por él mismo, porque se encuentra desbordado, solo, angustiado, sin saber qué hacer con ese paciente a quien en ocasiones no puede rotular, con la consecuente desestabilización que, le ocasiona esta no certeza, este estado de incertidumbre en el cual queda situado, este no saber que, por otra parte, le ocasiona una herida narcisista. Quizás, el paciente en cuestión, de alguna manera, lo haya movilizado de manera personal y solicita la interconsulta para no admitir que, es él, quien necesita contención.

Actualmente, muchos pacientes asisten a la consulta médica, muñidos de una carpeta personal con información detallada acerca de su enfermedad, producto de su búsqueda por internet, lo cual en ocasiones enoja y estresa sobremanera al médico que, queda como desdibujado de la situación porque lo cuestiona desde su lugar de "supuesto saber".

Sería interesante de historizar cómo han jugado la enfermedad y la muerte en la vida del médico? ¿Qué es lo no tramitado o no elaborado por lo psíquico en su historia? Quizás, comprendamos mejor ciertas cuestiones vinculadas a la relación médico - paciente.

Es por esto que considero de vital importancia que, todo agente de salud tenga un espacio de análisis personal, un espacio posible para poder pensarse y poder repensar su actividad desde un lugar que le permita humanizarse.

CAPÍTULO IV
DEPRESIÓN EN EL PERSONAL DE SALUD

"¿Yo, responsable de mi queja?"
Aun en "depresiones crónicas" existe la posibilidad de que un sujeto logre hacerse responsable de aquello mismo de lo que se queja, y esto puede suscitar un vuelco en su actitud ante la vida."

Enric Berenguer

Los trastornos del humor se observan con bastante frecuencia en la población médica, si bien en muchas ocasiones es negada debido en parte a que, atenta contra la imagen de absoluta abnegación asignada históricamente al Médico. Por una lado, es como que hubo un "mandato" muy fuerte socialmente respecto de lo que se esperaba de él (un Dios que salve vidas) y por otro lado él, preso y seducido a la vez por esa idealización de que es objeto, se resiste a ultranza respecto de dejar de ocupar ese lugar, quedando atrapado en un punto muy difícil de poder transitar.

Problemas conyugales, alta probabilidad de juicios por mala praxis, agenda laboral demandante que, deja poco espacio para disfrutar de la relación con la pareja, los hijos e incluso con amigos o la práctica de un hobby.

Si bien es cierto que, todos sentimos tristeza y tenemos cambios de humor, la depresión clínica constituye un trastorno grave con sintomatología suficiente como para requerir de ayuda profesional.

La tristeza depresiva alcanza un nivel tal que, interfiere negativamente en la vida cotidiana, tanto en lo social como en lo familiar o incluso, en el plano sexual y se manifiesta en una visión pesimista de sí mismo y del mundo exterior. Se distingue de la tristeza reaccional, por su duración y su capacidad de romper con la vida emocional del sujeto. Aparece sin motivo aparente o bien, como consecuencia de un acontecimiento significativo claramente identificable, como por ejemplo el abandono del ser amado, el fallecimiento de un ser querido, etc.

La denominación "depresión" remite a un descenso del nivel de los afectos. Es evidente que, se trata de una enfermedad pese a que, en sus formas moderadas, puede pasar perfectamente inadvertida.

La OMS define a la depresión como el más común de los trastornos mentales. Afecta alrededor de 340 millones de personas en todo el mundo, con una prevalencia estimada de 15 al 25%, siendo mayor en mujeres.

"La melancolía se caracteriza psíquicamente por un estado de ánimo profundamente doloroso, una cesación del interés por el mundo exterior, la pérdida de la capacidad de amar, la inhibición de todas las funciones y la disminución de amor propio. Esta última se traduce en reproches y acusaciones, de que el paciente se hace objeto a sí mismo y puede llegar incluso a una delirante espera de castigo" (33-34).

En su manifestación más severa, puede observarse cómo se produce una franca ruptura con el estado anterior, ruptura a partir de la cual, nada es ya como era antes. Pareciera como que, la persona hubiera perdido el placer de vivir y no se considera con capacidad de brindar amor, lo cual incrementa su sentimiento de culpa. La depresión, es la enfermedad psiquiátrica con más riesgo de suicidio. Se estima que, alrededor del 10 al 15% de la población que padece depresión severa, culmina su vida con el suicidio.

La depresión, es un trastorno del estado del ánimo caracterizado al principio, por una variación patológica del humor, sentimiento de tristeza acentuado o vacío; el paciente depresivo experimenta una profunda insatisfacción, sentimientos de desvalorización y culpabilidad, anhedonia, pérdida de la capacidad de experimentar placer que, muchas veces se traduce en una pérdida abrupta de apetito y/o diversas modalidades de insomnio, así como trastornos intelectuales, pérdida de energía, sentimientos de inutilidad o de culpa excesivos o inapropiados (que pueden llegar a ser delirantes), disminución de la capacidad para pensar o concentrarse, pensamientos recurrentes de muerte (no sólo temor a la muerte), ideación suicida reiterada, que va en intensidad variable. (8-11)

Síntomas de depresión severa

- Los sentimientos de tristeza y angustia se presentan la mayor parte del día, casi todos los días. Y se hacen cada vez más evidentes a familiares y amigos del paciente.
- Las personas con depresión, sufren toda una serie de cambios tanto físicos como emocionales; pueden experimentar fatiga o una ralenti-

zación de los movimientos físicos, del habla y los procesos de pensamiento.

- Se observa pérdida de interés o placer en las actividades.
- Perturbaciones del sueño, puede observarse insomnio, de conciliación o bien, despertarse muy temprano, lo cual a la vez, le genera mal humor. También puede aparecer hipersomnia (exceso de horas de sueño).
- Estar hiperacelerado o aplastado al punto que, se torna evidente para las personas que se relacionan con el paciente.
- Suele aparecer cansancio como síntoma, lo cual generalmente se vincula al cansancio de vivir así, relacionado con la imposibilidad de generar cambios en su vida y en sí mismo.
- Sentimientos de inutilidad. El depresivo presenta una autoestima muy disminuida.
- Problemas de pensamiento, o de concentración, dispersión, vaguedad al hablar.
- Pensar excesivamente acerca de la muerte. Sería algo así como, coquetear con la muerte.
- Disminución del cuidado por la apariencia personal.
- Alteraciones del pensamiento: Surgen ideas de tipo hipocondríacas, de acentuado carácter dramático, fuertes sentimientos de culpa, obsesiones. El pensamiento sigue un curso lento y monocorde y se observa debilitamiento de la atención, concentración y memoria.
- Alteraciones somáticas: Suelen aparecer dolores crónicos, como constipación y sudoración nocturna, persistente sensación de fatiga o cansancio.
- Alteraciones del comportamiento: Alterna entre momentos de aislamiento y violentas crisis de angustia, quizás ataques de llanto por motivos insignificantes. La depresión disminuye la capacidad de decidir y disminuye el rendimiento en el trabajo.
- Modificaciones del apetito y del peso: Un síntoma que aparece casi de inmediato en la mayoría de los pacientes depresivos, es la falta de deseo por la comida y la concomitante disminución de peso.
- Pérdida de placer: Disminuye, tendiendo a desaparecer el entusiasmo hacia el trabajo, deportes, juegos y otras actividades que, antes resultaban placenteras. También se observa en la esfera sexual, llegando

en casos extremos a la impotencia en el hombre y a la frigidez en la mujer.

- Sentimiento de culpa exacerbado: Se experimenta con exceso, la carga de una culpa inexistente, lo cual, sostenido en el tiempo, puede desencadenar en delirio.
- Ideación suicida: Se evidencia una preocupación exagerada por la muerte, alimentando pensamientos y sentimientos autodestructivos.
- Disminución de la energía, aparentemente injustificada, en ocasiones con alteración variable a lo largo del día, muchas veces acompañado de fatiga. (8-11).

El DSM IV ha clasificado a los Trastornos del estado del ánimo en:

EPISODIOS DEPRESIVOS

- Episodio Depresivo Mayor.
- Episodio Maníaco.
- Episodio Mixto.
- Episodio Hipomaníaco.

TRASTORNOS DEPRESIVOS

- Trastorno Depresivo Mayor, episodio único.
- Trastorno Depresivo Mayor, recidivante.
- Trastorno Distímico.
- Trastorno Depresivo no especificado.

TRASTORNOS BIPOLARES

- Trastorno Bipolar I
- Trastorno Bipolar I, episodio maníaco único.
- Trastorno Bipolar I, episodio más reciente hipomaníaco.
- Trastorno Bipolar I, episodio más reciente maníaco.
- Trastorno Bipolar I, episodio más reciente mixto.
- Trastorno Bipolar I, episodio más reciente depresivo.
- Trastorno Bipolar I, episodio más reciente no especificado.

Trastorno Bipolar II

- (Episodios depresivos mayores recidivantes con episodios hipomaníacos)
- Trastorno Ciclotímico.
- Trastorno Bipolar no especificado.

Enfermos bipolares y Suicidio

El trastorno bipolar, tiene su inicio durante la adolescencia y la edad adulta temprana si bien, lamentablemente, suele existir una demora diagnóstica muy habitual de 8 a 10 años desde el primer episodio. En el enfermo bipolar, los cambios de estado de ánimo pueden ser bruscos e inesperados y en cualquier caso, peligrosos. En cuestión de instantes se puede pasar del estado eufórico al depresivo, con una fuerte inclinación al suicidio.

Diagnóstico diferencial de la depresión Según el DSM IV

Depresión Mayor (endógena)

Aparecen al menos cuatro de los siguientes síntomas y durante más de dos semanas: alteración del apetito, del sueño, de la actividad psicomotora, del funcionamiento cognitivo, de la energía física, pérdida de la sensación de placer, sentimientos de culpa e ideación suicida. Pueden aparecer también síntomas psicóticos congruentes o no congruentes con el estado de ánimo. Son frecuentes los antecedentes personales de episodios depresivos similares (50%) o de otras características, así como de ansiedad o angustia. Igualmente es frecuente encontrar antecedentes familiares de depresiones mayores, trastornos bipolares o alcoholismo y antecedentes biográficos de ambientes familiares caóticos o pérdidas parentales tempranas.

Trastorno Bipolar, fase depresiva

En la evolución previa de la enfermedad han existido uno o varios episodios de características maníacas. En sus antecedentes familiares aparecen con muy alta frecuencia trastornos bipolares o unipolares.

Trastorno Distímico

Aproximado a los diagnósticos clásicos de neurosis o personalidad depresiva. Los síntomas son menos intensos pero más crónicos y responden peor a las terapéuticas farmacológicas. Pocas veces están asintomáticos desde el inicio del trastorno aunque pueden sufrir exacerbaciones relacionadas con sucesos externos. En sus antecedentes destacan síntomas neuróticos desde la infancia, así como problemas desadaptativos y de relaciones interpersonales mantenidos crónicamente. También refieren ambientes familiares conflictivos en su desarrollo biográfico. No está demostrada una mayor incidencia familiar.

Trastorno adaptativo con estado de ánimo depresivo

Surge desencadenado por un stress claramente identificable que, ha tenido lugar en las últimas semanas. La reacción desaparece, bien por desaparecer el suceso desencadenante o por alcanzar el paciente un nuevo nivel adaptativo en su funcionamiento.

Duelo no complicado

Se trata de una reacción normal frente a una pérdida afectiva importante. A veces pueden aparecer síntomas semejantes a la depresión mayor, principalmente ideas de culpa (centradas en no haber hecho lo suficiente por la persona fallecida; nunca tienen características delirantes). También aparecen ideas de muerte, más como deseo de reunirse con la persona fallecida que, como deseo de quitarse la vida. Sólo si se prolonga un tiempo superior a seis meses o alcanza una intensidad invalidante, se considera que se ha complicado con depresión y se tratará como tal.

Depresión secundaria a problemas somáticos y medicamentosos

La clínica puede ser indistinguible de una depresión mayor y la rapidez de su desarrollo depende de la causa: es habitualmente rápida si el origen es un fármaco y lenta si se trata de una enfermedad somática.

Depresión por duelo

Cabe discernir el duelo de un proceso depresivo como trastorno grave o moderado de la personalidad, de un proceso de duelo normal, como reacción frente a la pérdida de un ser querido o muy significativo para la persona.

Se estima que, el período normal de elaboración del duelo, en casos de fallecimiento, es de un tiempo de aproximadamente 2 años, si bien es importante tener en cuenta que, de acuerdo al tipo de vínculo, más cercano en lo familiar o social y teniendo en cuenta al vínculo en sus aspectos cualitativos, afecto, admiración, amor, dependencia, etc., el duelo pueda llevar más tiempo de elaboración, sin que esto signifique que, atraviesa un tipo de duelo patológico. Estas situaciones responden sin duda, a la singularidad de cada sujeto vinculadas por supuesto al estado de su yo en el momento en que ocurre el suceso así como también, a las vicisitudes de su vida.

Distinta es la situación en la cual se pierde a un ser querido por asesinato, suicidio, accidente o muerte súbita en las cuales, en tanto muerte repentina, el impacto emocional es mucho más fuerte por cuanto no era esperado, especialmente si se trata de una persona joven en donde se sumaría el dolor por haberse interrumpido el orden natural de la vida. En estos casos, el duelo puede verse interferido por diversos sentimientos displacenteros tales como: excesiva bronca y necesidad de echarle la culpa a alguien; gran enojo hacia quien murió con reproches por no haberse cuidado; sentimientos de soledad, de abandono, etc. Implica mucho mayor esfuerzo un duelo que no fue anticipado por ejemplo, por una enfermedad.

Por otra parte, la pérdida de una persona no es el único motivo de sentimientos y expresiones de duelo; podría tratarse por ejemplo de una pérdida de tipo económica, laboral, etc. Aunque generalmente pasa inadvertido, cada etapa de la vida misma que, se va dejando atrás, supone un proceso de duelo por la etapa que se deja lo cual, inexorablemente ocurre en todos nosotros aunque en niveles moderados.

El suicidio de un paciente produce un importante impacto emocional en el equipo de salud, con predominio de sentimientos de fracaso, insuficiencia y culpa, con frecuentes rumiaciones angustiosas sobre el hecho de no haberse percatado de que el paciente podía haber tenido ideación suicida. "El suicidio de un paciente constituye un importante acontecimiento vital estresante para el equipo asistencial y sus miembros deben afrontar el impacto de la pérdida así como las vivencias de incapacidad y fracaso por no haber podido evitarlo. Se trata de una probabilidad estadística cierta para todo el personal sanitario, pues un porcentaje significativo de las personas que fallecen por suicidio han buscado atención médica en los 6 meses previos. El tratamiento de pacientes suicidas provoca intensas reacciones emocionales en los miembros del equipo asistencial, así como preocupaciones éticas y legales, que con frecuencia acontecen de forma inconsciente. A menos que estas reacciones puedan ser comprendidas, evaluadas y elaboradas, pueden sabotear el curso del tratamiento. Al contrario, contar con conocimientos y habilidades para la detección y el tratamiento de pacientes con riesgo de suicidio hace posible ayudarles, e incluso, si se trata del propio médico o de otro compañero, buscar la ayuda profesional más adecuada" (22).

Discurso depresivo

Se trata de un discurso pesimista, negativo, cerrado frente a cualquier situación y/o propuesta de apertura. Se caracteriza entre otras cosas, porque el paciente sobrevalora lo malo. En definitiva, el sujeto depresivo con su discurso, nos dice que, no encuentra nada que lo motive en la vida y que padece de un dolor moral continuo. Encontramos un relato con mucha presencia de auto-reproches y fracasos constantes que, es muy difícil de poder desandar.

La depresión genera una visión del mundo circundante que, se estrecha de tal forma que, se llega a distorsionar la realidad. Se centra la atención exclusivamente en los aspectos negativos de la vida, pasando por alto los aspectos positivos, como si estos no existieran. Se podría decir en ese sentido que, es como que, habría una negación de lo positivo desde lo cognitivo y desde lo discursivo. Se hace un recorte de la realidad, centrándose en los aspectos negativos de la misma.

¿Cómo es la voz del depresivo?

En mi época de estudiante, tuve la suerte de contar con el aporte de un excelente profesor, el Dr. Salomón Mohadeb, quien me enseñó entre otras cosas, a diagnosticar con la voz del paciente, es decir, a realizar una primera apreciación diagnóstica, a partir de la voz del mismo.

A decir verdad, no son pocas las veces, en que los psicoterapeutas, independientemente de nuestra formación teórica, conscientemente o no diagnosticamos ayudados por la voz del paciente; al menos es una información -valiosa- con la que contamos incluso desde el primer contacto telefónico con el mismo o con el mensaje, que ha dejado en el contestador automático, cuando llamara para solicitar un turno.

Generalmente ocurre esto, cuando el paciente aparece con una definición específica en su voz que, hace presuponer un determinado trastorno y tomamos este signo como una primera hipótesis a corroborar por supuesto, con otros datos y signos que aparecerán a posteriori en el armado de la historia clínica del paciente, durante el transcurso del tratamiento.

A partir de la voz del paciente, podemos detectar una primera aproximación de la estructura de personalidad del mismo, incluyendo en ocasiones el tipo de defensas preponderantemente utilizadas por este.

La voz de una persona que padece de depresión acentuada, es muy particular. Se trata de una voz pesada que, se arrastra con cierta vaguedad y tiende hacia adentro, es por esto que, ciertas partes del discurso se nos escapan apareciendo inentendibles y nos vemos obligados a solicitar al paciente la repetición de párrafos de su discurso, de manera reiterada. Además, el depresivo habla bajo, hay disminución de la velocidad y del volumen del discurso.

¿Cuál es la imagen de una persona depresiva?

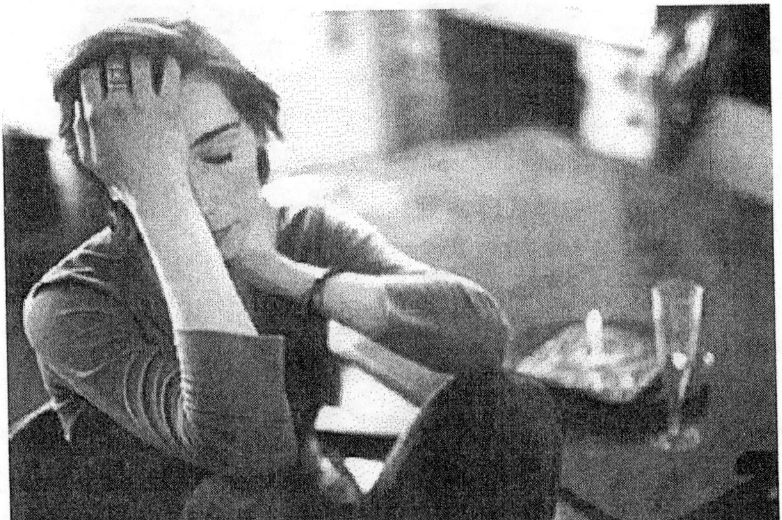

Es típico el gesto de desolación, el tomarse la cabeza entre las manos y el mirar hacia abajo, en señal de no poder pensar más o mejor acerca de una temática que, ante sus ojos aparece sin salida.

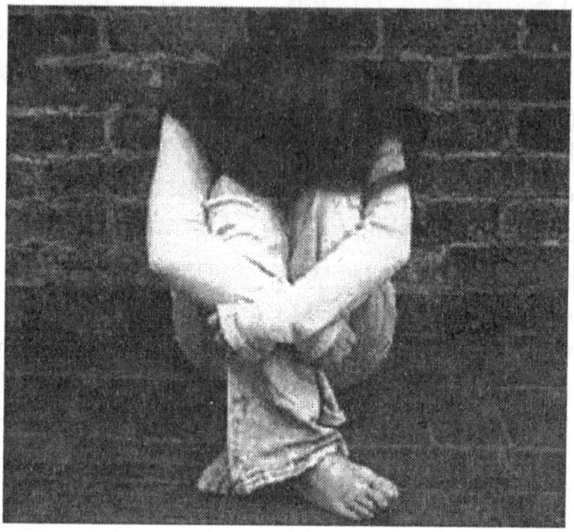

Vemos aquí la actitud de repliegue de su personalidad,
el ensimismamiento que da cuenta del narcisismo patológico.

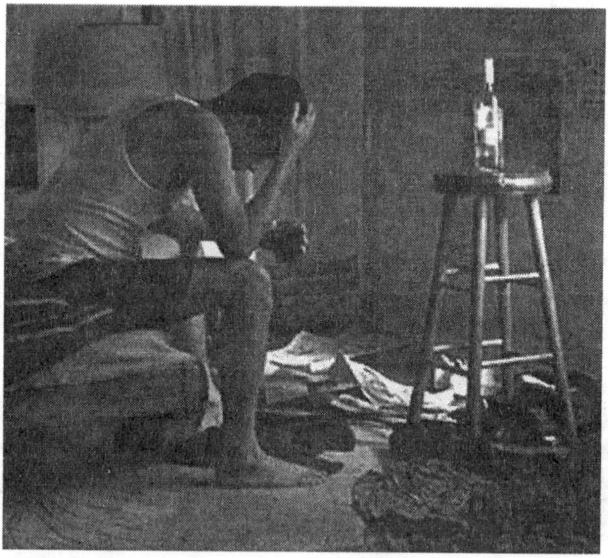

Es común ver a alguien deprimido en medio de un ambiente desordenado.
El desorden externo, da cuenta del desorden interior.

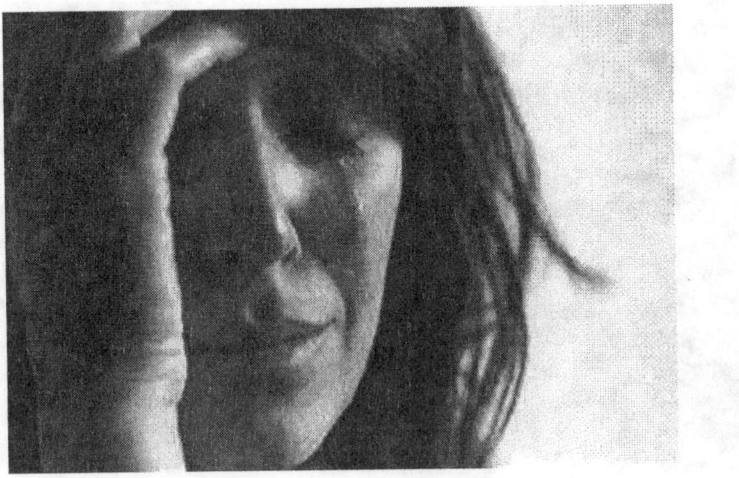

Puede verse claramente que, hay una situación que angustia en extremo.
Cierra sus ojos porque ver la realidad le genera un dolor extremo que, no puede afrontar.

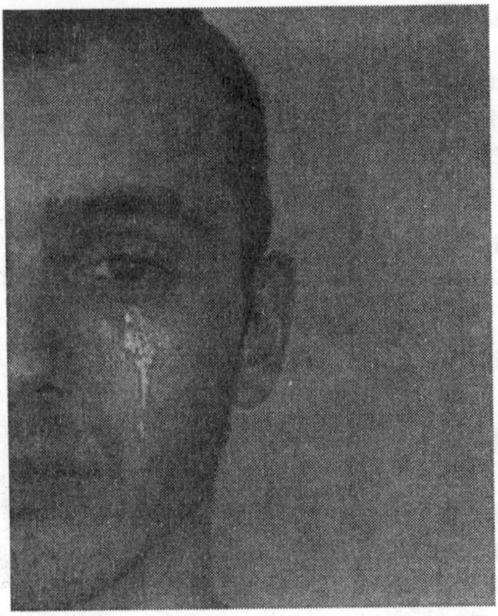

La expresión de dolor y resignación, reflejado en este rostro. El depresivo tiene un componente masoquista importante y en ciertos niveles llega a gozar con su sufrimiento.

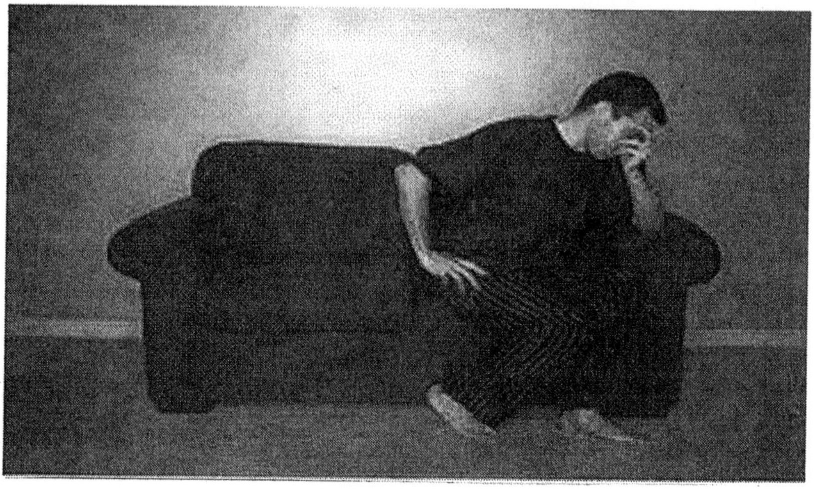

La postura del depresivo y el detalle del color negro como elección, simbolizando lo sombrío, su identificación con lo oscuro.

Diferencias de género

Se ha encontrado que, los hombres son más propensos que las mujeres a acusar síntomas físicos de fatiga y de depresión, pero debido a razones culturales y de educación, no se permiten manifestarlo.

Es muy común que cierto tipo de hombre, atravesando un proceso depresivo, muestre signos de irritabilidad y hostilidad, como modo de demostrar que continúa siendo fuerte y capaz; en cambio, la mujer no tiene demasiado prurito en manifestarse depresiva y solicitar ayuda.

El abuso de sustancias, con frecuencia va asociada a depresión. Diversas investigaciones han demostrado que, los alcohólicos y drogadictos, son casi dos veces más propensos a sufrir de depresión en relación a las personas que no poseen estas conductas adictivas.

Es muy común que, el hombre recurra al abuso de sustancias como drogas o alcohol, como para enmascarar su depresión, si bien en los últimos años, la mujer también incurre cada vez más en este tipo de actitudes, como una especie de estrategia para ocultar sentimientos displacenteros, y evitar un tratamiento psicoterapéutico.

Muchas veces, se dice que una persona padece de stress porque es socialmente más aceptado, pero en verdad esto estaría encubriendo un franco estado depresivo. En realidad, sentirse estresado puede ser un indicador de depresión clínica e incluso puede ser parte de la causa.

Diversas investigaciones realizadas en los últimos años, han demostrado una fuerte relación entre los trastornos de ansiedad y los trastornos depresivos.

La depresión, suele generar falta de deseo sexual, tanto en el hombre como en la mujer. La disfuncionalidad eréctil, hace que, el hombre tienda a postergar la consulta por razones de machismo. Los problemas en el rendimiento sexual, pueden provenir de la depresión misma e incluso empeorarla si el síntoma persiste en el tiempo.

Por otra parte, la disfuncionalidad eréctil, puede ser consecuencia de algún cuadro orgánico, incluso de alguna medicación que, le fue suministrada. Además, la disfuncionalidad eréctil, no es necesariamente una señal de depresión.

Ideas de muerte - Intentos de Suicidio

En estadios graves de depresión pueden surgir sentimientos de culpa, de indignidad e incluso de incurabilidad que conducen a una lógica de suicidio.

Se entiende por ideación suicida a aquellos pensamientos intrusivos y repetitivos sobre la muerte autoinflingida, sobre las formas deseadas de morir y sobre los objetos, circunstancias y condiciones en que se propone morir.

El suicidio puede entenderse como un proceso que comienza con la idea de suicidarse, pasa por la tentativa o los intentos de suicidio, hasta concluir en caso que se materialice, con el suicidio consumado.

Cuando una persona comienza a fantasear con la posibilidad de su propia muerte, se pregunta cuáles podrían llegar a ser los beneficios, los comentarios que los demás harían al momento de su muerte, es decir, la repercusión que esto pudiera tener en los demás, con todo un arsenal de fantasías al respecto. Se puede pensar en la posibilidad de la propia muerte, como un intento de resolver una situación de deuda económica, liberando de este modo a familiares de la situación de pérdida económica, pero exponiéndolos a la pérdida de sí mismo.

La familia donde participa el sujeto puede ser un disparador o un contenedor de la conducta suicida. En el trabajo clínico, no son pocos los casos, en los cuales observamos que, ciertas personas que eligen el suicidio como recurso de salida frente a los conflictos, habían sido testigos recientemente de un suicidio, de algún familiar cercano o no; esta observación hace pensar que, en ciertos casos, se trata de una conducta que tiende a imitarse por algunas personas o se internaliza como algo "normal".

Un elemento importante que encontramos, son las relaciones familiares. Las personas que viven en una familia con buenos niveles de comunicación, con posibilidades de hablar y ser escuchados, no tienen tanta probabilidad de cometer suicidio como las personas que viven en una familia desarticulada, autoritaria, donde no existe la comunicación. El ajuste emocional es mejor cuando estas familias son cohesivas, expresivas, y fomentan la independencia de sus miembros. Las familias demasiado amalgamadas o excesivamente autoritarias, que no fomentan la independencia, en donde a los hijos quizás, les cuesta más trabajo desprenderse y se ven restringidos en su posibilidad de crecimiento, también pueden recurrir al suicidio como una forma de escape (23).

Hay experiencia de investigación que muestra que, los hombres piensan más en el suicidio que las mujeres. Este dato se contradice con otro estudio donde se señala que, las mujeres piensan más en suicidarse, lo intentan más pero no se suicidan tanto como los hombres. Entiendo que, estas discrepancias en cuanto a prevalencia de ideas suicidas, responde a diferencias culturales, pudiéndose pensar que, en las culturas más primitivas, donde aún predomina fuertemente el machismo, los hombres no manifiestan tener sentimientos o pensamientos depresivos, prefiriendo negarlos o transformar la depresión en agresión.

Mucho se habló del componente sádico del suicida quien, deja impregnado a su alrededor de un importante sentimiento de culpa; sin embargo, en mi opinión, no habría que perder de vista que la persona que, planea su muerte, tiene un alto sufrimiento psíquico y que, en caso que el suicidio se consuma, el componente masoquista es en realidad el que prevalece.

El suicidio puede ser el resultado de un deseo de escapar de una situación difícil o de querer herir a una persona o a una institución. La idea del suicidio pareciera surgir del sentimiento que la vida es tan insoportable que, la muerte es la única vía de escape del dolor". (11-21)

Estudiar la Ideación Suicida resulta en verdad, bastante complejo, porque hay mucha gente que no sabe que tiene ideación suicida, por lo tanto, no le da el nivel de importancia que merece o no quiere reflexionar seriamente sobre este punto quizás, porque encuentra que no puede profundizar sobre su problemática de vida. Es cierto que, en los últimos años se habla más del tema y la transmisibilidad que brinda la tecnología ayuda a esta cuestión.

Por otra parte, hay muchos comportamientos que conducen a la muerte, como parte de un largo y difícil proceso que, sin embargo no son considerados como un acto suicida propiamente dicho, por ejemplo: una persona que tiene diabetes y que pese a ello no se cuida transgrediendo las pautas impartidas por los médicos; los trastornos de la alimentación como la bulimia o la anorexia, son también formas de suicidio, pero más a largo plazo, así como también lo son quienes practican deportes de alto riesgo, los cuales conllevan una intensa carga tanática. Ejemplos precisos son, el automovilista, torero o el boxeador, aunque sean socialmente aceptados y cuando mueren, se lo interpreta como "una muerte por accidente".

El suicidio es una situación que, generalmente se oculta en la mayoría de las familias. Estimo que, este ocultamiento va ligado al desparramo de culpas que deja a su alrededor, convirtiéndose en un saber compartido por todos los integrantes del núcleo familiar, al menos por los adultos, pero es como que "de eso no se habla", funcionando como una especie de pacto de silencio. Pareciera como que, nadie quiere ser puesto en cuestión por ese suicidio o ser víctima de sospechas.

Lo cierto es que, el efecto del suicidio en la familia, suele ser una tragedia pues, el duelo por un suicida difiere del duelo por otras causas de muerte. Es considerado a menudo como un fracaso personal por la familia, que se reprocha no haber percibido las señales de alerta, despertándose sentimientos de culpa por no haberlo detectado a tiempo y evitar ese desenlace fatal.

También se lo puede interpretar como un fracaso por la comunidad, pues se lo considera producto de relaciones sociales light, muy poco contenedoras.

Es muy importante detectar y tratar a tiempo, la relación entre burnout e ideas de suicidio, puesto que estas constituyen un significativo factor de riesgo de intentos de suicidio y de suicidio consumado.

Tradicionalmente, los suicidios de los médicos son ocultados, negados y no tratados correctamente, si bien en la actualidad se está intentando modificar esta problemática.

Un estudio realizado por Rose and Rosow (1973), "sobre una base de 48 suicidios de médicos en California durante un periodo de 3 años arrojó como resultado que entre los médicos, los psiquiatras tienen las tasas más elevadas de suicidio"..."Todos los estudios parecen concluir en que la tasa de suicidio médico es realmente mayor que el registrado porque con frecuencia puede ser mal codificado deliberadamente en los certificados de muerte como sobredosis accidental, debido al elevado nivel de estigma". (43)

Según la revisión bibliográfica de De la Cruz, Corominas y Sarró (1988) se concluye que: "Los profesionales de la medicina presentan una prevalencia de suicidio superior a la de la población general. El método más usado por los médicos es el empleo de medicamentos que ellos mismos pueden proporcionarse. Los especialistas con elevado riesgo suicida son los psiquiatras, los otorrinolaringólogos, cirujanos, anestesistas y dentistas". (43)

Un estudio en el cual revisaron las historias clínicas de médicos, ingenieros y profesores finlandeses que se suicidaron entre 1986 y 1993 encontró mayores tasas de suicidio en médicos comparadas con las de la población general. También se les hizo evidente que los médicos tienen más diagnósticos somáticos que los grupos de referencia y la prevalencia del diagnóstico de depresión fue mayor entre las médicas que entre los médicos, como en población general. La depresión fue la causa contributaria de muerte más prevalente en todos los grupos estudiados, aunque la mayoría de los médicos varones no recibían tratamiento. Se revisó también las tasas estandarizadas de mortalidad para diferenciar las de varones y mujeres. Concluyó que las médicas presentan un mayor riesgo de suicidio en comparación con la población general y otras mujeres profesionales (Lindeman et al 1997).

Por otra parte, Según la Fundación Americana para la Prevención del Suicidio (2002), "los estudios realizados han confirmado que los médicos mueren por suicidio más frecuentemente que otras personas de su misma edad y género de la población general y de otras profesiones. De media, la muerte por suicidio es 70% más frecuente entre médicos varones que en otros profesionales de los Estados Unidos y 250%-400% mayor entre las médicas. A diferencia de otras poblaciones, en los que los hombres se suicidan cuatro veces más a menudo que las mujeres, los médicos tienen una tasa de suicidio que es muy parecida entre hombres y mujeres". (43)

Lo que distingue el suicidio de los médicos del de la población general, es que en ellos toman relevancia particular los problemas laborales, frente a otros estresores como muerte de familiares y crisis personales recientes, lo que puede reflejar la naturaleza intrínsecamente estresante de la actividad clínica. Por otra parte, parece que la identidad del médico está demasiado centrada en su rol profesional, lo que puede hacerle más vulnerable a sufrir un mayor impacto por los problemas laborales. (Lindfors et al. 2009, Fridner et al. 2011, Wada et al. 2011, Bovier et al. 2009).

Riesgo suicida

La depresión, es la enfermedad psiquiátrica con más riesgo de suicidio (entre un 10 y un 15%). Los momentos de la enfermedad con mayor riesgo, ocurren al disminuir la inhibición y la melancolía; coincidente con una imagen de mejoría por parte del paciente o cuando se inicia la depresión.

La mayoría de las personas que tienen ideas suicidas, padecen de depresión. Existe diversidad de opiniones respecto de la significación de los síntomas psiquiátricos en el paciente suicida, si bien la mayoría de los estudios nos indican que, en una proporción del 70% los intentos de suicidio presentan una condición depresiva fácilmente detectable. Los depresivos endógenos, presentan mayor riesgo que los depresivos reactivos en cuanto a realizar un intento de suicidio.

Los síntomas más característicos del suicida son:

- Incremento del insomnio
- Abandono del cuidado personal
- Aumento del deterioro cognitivo

El intento de suicidio, tiene la particularidad de ser impulsivo, pudiendo incluso llegar a decidirse, un rato antes del episodio, con excepción de quienes intentan resolver una situación de pérdida económica. Ninguna persona queda exenta de poder desarrollar un cuadro depresivo, ni de albergar ideación de muerte o de tipo suicida. Son especialmente comunes entre las mujeres menores de 35 años (particularmente entre 15 y 24 años). Los hombres, tienden a hacerlo en edades más avanzadas. Según datos estadísticos, se produce más incidencia de suicidio en clases sociales más bajas, si bien es cierto que, este dato puede ser puesto en cuestión, por cuanto, se trata de una enfermedad que atenta contra el prestigio familiar. Sería fácilmente comprensible pensar que, cuánto más alta la clase social, más tiende a encubrirse situaciones de suicidio y/o de enfermedad mental.

Asimismo, el suicidio consumado como hecho, tiende a ser más efectivo en clases sociales altas y grupos profesionales de alto status económico, dentro de los cuales la población médica constituye un alto porcentaje.

El riesgo de suicidio es especialmente alto para los sujetos con síntomas psicóticos, historia de tentativas de suicidio previas, historia familiar de suicidio consumado o consumo concomitante de sustancias. También puede haber una tasa aumentada de muertes por enfermedades médicas. Los episodios depresivos mayores, a veces van precedidos de algún stress psicosocial, por ejemplo, la muerte de un ser querido, separación matrimonial, etc. Por otra parte, el parto puede precipitar un episodio depresivo mayor o una psicosis puerperal.

Factores asociados al riesgo de suicidio que pueden llegar a ser predictores

- Mujeres mayores de 35 años, hombres de 40 años.
- Antecedentes personales de intento de suicidio.
- La persona habla de muerte (coqueteo con la muerte).
- Expresiones que reflejan fantasías de solución, "Estaría mejor si yo me muriera".
- La persona tiene un plan (ha determinado como lo hará).
- Tener fácil alcance a los medios para cometer el acto (arma, medicamentos, fuego), lo cual favorece que, de la idea se pase al acto.
- Comienza a despedirse, ejemplo: regala sus cosas más preciadas, paga sus deudas, deja cartas de despedida.
- Separación, divorcio o muerte del cónyuge. Problemas maritales.
- Pérdida inminente de un ser querido.
- Pérdida laboral, condición social.
- Sensación de desesperanza, rigidez de pensamiento.
- Soledad y aislamiento social.
- Pérdida de soporte emocional.
- Problemas económicos y/o laborales.
- Jubilación reciente.
- Situación de estrés agudo.
- Cambios en la personalidad, tales como tristeza, retraimiento, irritabilidad, ansiedad, indecisión, apatía.
- Cambios en el comportamiento; falta de concentración en el trabajo, o en las tareas rutinarias.
- Cambios en los patrones de sueño; sueño exagerado o insomnio.
- Cambios en los patrones de alimentación; pérdida del apetito y de peso, o aumento exagerado del apetito.

- Pérdida de interés en los amigos, en la actividad sexual y en las actividades en las que antes participaba.
- Utilización de métodos letales en la tentativa.
- Preocupaciones sobre dinero y enfermedades (reales o imaginarias).
- Temor de perder el control, de volverse loco, de dañarse a sí mismo o a otros.
- Sentimientos abrumadores de culpabilidad, vergüenza y odio a sí mismo.
- Salud deteriorada (Enfermedades crónicas, incurabilidad).
- Ocupación de alto rango social.
- Depresión (generalmente de tipo endógena).
- Otros trastornos psiquiátricos.
- Enfermedad terminal (Cáncer, Sida).
- Historia personal previa de trastornos afectivos.
- Indicios suicidas (avisos, conversaciones suicidas, juntar noticias de suicidas).
- Preparativos (hacer testamento, seguros, nota suicida).
- Historia familiar de trastornos afectivos, suicidio, etc.
- Alcoholismo, abuso/dependencia de sustancias psicoactivas.
- Inquietud, hiperactividad y agitación.

El suicidio es la causa principal de mortalidad en los pacientes psiquiátricos y constituye quizás, el principal enigma dentro de la práctica clínica en salud mental.

Es muy raro -no imposible- que, durante la fase depresiva ocurra el intento suicida, aún cuando lo está contemplando. Por lo general, el intento suicida se ocasiona en la fase maníaca, cuando el paciente recuperó cierto nivel energético y ante la aparente mejoría de los síntomas, sus familiares no están tan vigilantes del mismo, haciendo esta cuestión que, el intento tenga más probabilidad de éxito.

Sea cual sea la causa de la depresión, cualquier persona puede verse asaltada por alguna idea de suicidio cuando el futuro se muestra desesperanzador. Obviamente, el acto suicida sólo se consuma, cuando se pierden todas las esperanzas y existe una estructura de base que le haga de soporte.

El suicidio, muchas veces funciona como una forma de venganza hacia los demás, en general, la propia familia, el entorno social, como lo es el caso de los suicidios masivos, pudiendo estar hablando de una protesta, de una situación de injusticia extrema, lo cierto es que, siempre denota un alto sufrimiento psíquico y sentimientos de impotencia.

Alguien que ha decidido quitarse la vida, generalmente lo hace por 3 motivos:

1. No encuentra solución a su problema y cree que no lo tendrá.
2. Piensa que, los demás no lo quieren y por esto desea castigarlos con su muerte.
3. Está convencido que, al quitarse la vida, no tendrá más sufrimiento ni perjudicará a nadie más.

En verdad, el suicidio, no representa una salida frente al problema, además, es la opción menos lógica y anti- natural, pero el carácter narcisista del cuadro depresivo, conduce a tal estrechez de pensamiento que, el paciente no puede siquiera pensar en sus hijos, ni demás seres queridos, continuando con la idea directriz que, sería en este caso, la búsqueda del suicidio.

La desesperanza es uno de los principales factores psicológicos asociados a la suicidalidad y su reconocimiento es parte importante de la evaluación del riesgo. La valoración de la suicidalidad actual o potencial debe formar parte del estudio rutinario de todo paciente psiquiátrico.

Sus causas

Los dos principales motivos por los que una persona se deprime son, en primer lugar, la pérdida del control sobre su situación vital, sus emociones y en segundo lugar, la pérdida de toda visión positiva del futuro (desesperación).

Profundizando acerca de sus orígenes, podríamos decir que, un cuadro depresivo generalmente requiere de tiempo para desarrollarse, pudiendo devenir tanto por conflictos de relación (vinculado a antecedente familiar, conflictos familiares, conflictos laborales, conflictos con vecinos, etc), como por la presencia de conflicto psíquico (soledad, sentimientos de inferioridad, problemas económicos, conflicto moral: secretos- dobles vidas, etc.).

Ante la depresión y las ideas suicidas que, de ella se derivan, se indica tratamiento psicológico que, en principio ayude a recuperar el control y la esperanza, para posteriormente y de manera paulatina, ir trabajando la historia personal, de modo tal de ir desentrañando aquéllos puntos oscuros de la historia personal familiar del sujeto que, llevaron a enfermarlo. En muchas ocasiones, se torna necesario realizar la derivación al médico psiquiatra como complemento del tratamiento, existiendo un número significativo de pacientes que, efectúan tratamientos paralelos.

Se ha encontrado que, las personas que han tenido en la infancia antecedentes de abandono, violencia física o verbal o que tienen historias de abuso sexual, tienden a contar con menos defensa frente a situaciones adversas y muchas veces, recurren al suicidio como escapatoria frente a la adversidad.

Hoy día, existe sobrada evidencia del papel preponderante que tienen las variables social y económica en la gestación y desarrollo tanto de la depresión, como de su consecuencia más nefasta: el suicidio, las cuales influirán en el stress como factor condicionante.

Según estimaciones de la Organización Mundial de la Salud, en 2020 la depresión será la segunda enfermedad más común de los países occidentales, después de las enfermedades cardíacas y del sistema circulatorio, las cuales por otra parte, presentan justamente depresión, como factor de peso asociado y/o condicionante. Esta situación alerta acerca de la necesidad de implementar estrategias preventivas de inmediato.

¿Narcisismo o vocación?

Dice un proverbio:

"Cuando se es ignorante un árbol es un árbol, una montaña es una montaña y un río es un río. Cuando se estudia algo y se es leído, el árbol ya no es más árbol, la montaña ya no es más montaña y el río ya no es más río, pero cuando se es sabio, el árbol vuelve a ser árbol, la montaña vuelve a ser montaña y el río vuelve a ser río"

La medicina no siempre responde a una elección vocacional por cuanto elegir, implica un proceso con algunas complicaciones. Cuando hablamos de vocación, la primer disyuntiva que se nos presenta sería: "¿Uno es lo que hace?" o "¿Uno hace lo que es?". En realidad ocurren ambas cosas: se va "siendo" por lo que uno "hace". El hacer, es lo que posibilita volcar la propia personalidad en la tarea. Es un intercambio permanente entre la forma en que uno tiene de manifestarse, en el trabajo o estudio y a la vez, la modificación que ese mismo trabajo produce en la personalidad de cada uno.

En ocasiones, encontramos algún tipo de frustración vocacional en la población médica, en la cual no queda claro si la elección de medicina, es propia o es de alguna otra persona del núcleo familiar. La presencia de presiones familiares -aunque sutiles y por lo tanto encubiertas- promueve un tipo de elección contradictoria, no definida internamente, ya que resulta difícil separarse de los mensajes familiares. Esta situación desde ya, tiene una repercusión en su práctica profesional así como también en las otras facetas que, hacen a su persona y a su vida en general.

De mi experiencia en el análisis de médicos y/o familiares suyos, he podido observar a menudo una acentuada búsqueda del prestigio personal y familiar que, se encuentra muchas veces en el origen mismo de la elección de la carrera de médico, muy bien graficado en la maravillosa obra literaria "M'hijo el dotor", escrita por el dramaturgo y periodista uruguayo Florencio Sánchez.

Muchas veces se observan el deseo y/o la presión que, ejercen los padres en relación a que alguno de sus hijos, continúe medicina como carrera, de manera tal de obtener o recuperar cierto prestigio social que, permita tolerar la realidad.

Esta cuestión del narcisismo antes mencionado en la población médica, el cual se vincula a la baja autoestima que en realidad muchos poseen, va anudada a esta insensata búsqueda de prestigio o reconocimiento social exagerado. No significa esto que, este rasgo, no se haya observado en profesionales de otras carreras; simplemente, se observa con particular acento en la población médica. Me pregunto si se podrá vincular esto a la falta de una auténtica vocación.

Otro costado significativo de esta cuestión, tiene que ver con el fallecimiento de algún familiar cercano en la vida del médico, cuando éste era pequeño que, lo posiciona en lugar de decidir estudiar medicina, para poder evitar la muerte a otras personas y poder reparar de este modo "el no haber podido evitar la muerte a este familiar querido y cercano". ¿Se podría pensar en un sentimiento de culpa anudado a esta muerte? Quizás. Aunque probablemente podamos encontrar otros significados. Lo cierto es que, esta muerte, marca un hito en su vida y lo posiciona sufriente muchas veces, sin ser generalmente consciente de ello. Entraría dentro de lo que Freud llamó, experiencias frustrantes en la primera infancia dentro de las series complementarias (18) (19).

Es por ello que, considero prudente rastrear la historia personal, si bien tengo el convencimiento que, la variable socioeconómica tiene superlativo énfasis en la aparición de cuadros de depresión y otros cuadros graves en médicos y agentes de salud. Adhiero entonces plenamente a este escrito anónimo, impecable, que llegó un día a mis manos:

Vocación Modificada...

"El Ministro advirtió a la población de la falta de vocación de los médicos, especialmente pediatras y neonatólogos. Y creo que se equivoca. Tenemos vocación, muchas vocaciones:

Vocación de INDIGENTES por eso aceptamos que para un gran trabajo nos paguen miserias.

Vocación de ESTUDIANTES porque debemos estar TODA LA VIDA estudiando cosas nuevas y repasando cosas viejas.

Vocación de DOCENTES para enseñar a la población normas de cuidados de salud, alertar sobre enfermedades ya sea en nuestros consultorios o en los medios (especialmente en los lugares chicos) sin que nos auspicien Laboratorios y menos que nos paguen por eso.

Vocación de POLICÍAS porque defendemos a los niños de las agresiones de la sociedad que los gobernantes generan.

Vocación de ABOGADOS para ir a Tribunales, cuando nos requieran para informar sobre pacientes en el mejor de los casos o para defendernos de las acusaciones.

Vocación de PACIENTES para admitir que nos pongan ministros que no saben de manejo de políticas de salud, directores de hospitales amigos del poder, extraños que deciden cuánto dura y cuesta una consulta médica. Todo sin reaccionar.

Vocación de PSICÓLOGOS con las que tenemos que detectar problemas sociales, familiares, etc. encubiertos en la simple consulta.

Vocación de SUICIDAS para seguir con esta profesión que tiene el índice más alto de divorcios, alcoholismos, muertes prematuras y el menor en remuneraciones comparados con otras clásicas.

Vocación de ESCLAVOS cuando permitimos, basados en la definición de servicio esencial, y desde la formación (Residente, o en latín forrum utilisimus) que se nos metan en nuestros hogares, interrumpan las reuniones familiares, llamen por teléfono a cualquier hora, nos cambien de horarios por conveniencia, no nos permitan tener vida propia.

Vocación de MÁRTIRES en los momentos que debemos saiir, a todo lo que da en una ambulancia hecha pedazos por calles destruidas para ir a un lugar donde no entraría ni Rambo con Swat para atender sin los elementos básicos y rogar que no te metan un tiro.

Vocación de INOCENTES cuando permitimos que el presupuesto de la salud se lo lleven los empresarios, los funcionarios burócratas, los laboratorios, los sindicalistas y sigamos reclamando que se lo aumente.

Vocación de AUTODIDACTAS al costearnos la actualización que se nos exige después que el Estado gastó en formarnos y nos deja a la deriva.

Vocación de ALTRUISTAS cuando ponemos de nuestros magros ingresos para cubrir las necesidades que el Estado se niega en reconocer desde la garrafa hasta la 'vaquita' para el antibiótico.

Vocación de ESCRITOR para anotar en la historia clínica todo lo posible pensando que lo deberá leer el jefe a la mañana o peor un juez en algún momento.

Vocación de INSOMNE para pasarnos sin dormir trabajando o preocupados por nuestros pacientes hasta que sea el amanecer... y continuar trabajando.

Vocación de GILES para admitir que todavía digan que los médicos son millonarios, vagos, cómodos e inútiles, basados en una excepcional minoría.

Vocación NACIONALISTA para quedarse en este país resistiendo a la tentación de los reconocimientos sociales y económicos de otros lugares que no pueden creer que el prestigio mundial de los médicos argentinos sea minimizado por los propios coterráneos.

Vocación de PACIFISTAS porque ante cada agravio respondemos con nuestro trabajo, mansamente...

Vocación de ECONOMISTAS para usar los medicamentos de dudosa procedencia, comprados en licitaciones más dudosas aún, y que debemos hacer durar porque las reposiciones son aleatorias o cuando debemos terminar de operar o ver una garganta con la luz del celular, cuando aprovechamos al máximo los antibióticos o compartimos los tratamientos. Si hay miseria que no se note.

Vocación de AMANTES para permitirnos que nos hagan lo que quieran, nos humillen, nos tiren dos mangos, mientras nos mienten que nos quieren."

Diferencias según sexo, edad, estado civil, salud y ocupación

Sexo

El suicidio consumado, es de dos a tres veces más común en hombres que en mujeres. Sin embargo, las mujeres lo intentan cuatro veces más que los hombres, lo teatralizan más.

Edad

"La tasa de suicidio aumenta con la edad. En los hombres el pico más alto de suicidio ocurre después de los 45 años. En las mujeres, el mayor número de suicidios consumados tiene lugar después de los 55 años.

En los hombres de 65 años en adelante, la tasa es de 40 por 100.000. Al mismo tiempo, la tasa de suicidios está aumentada entre los jóvenes, sobre todo en los varones entre 15 y 24 años en los cuales el suicidio es la tercera causa de muerte después de los accidentes y homicidios. En el momento actual, la mayor parte de los suicidios se producen entre los 15 y los 44 años." (40)

Estado civil

"El matrimonio reforzado por los hijos parece disminuir el riesgo de suicidio. Entre los casados, la tasa de suicidio es del 11 por 100.000. El grupo de los que permanecen solteros (entre ellos, quienes estuvieron casados previamente), registra una tasa de casi el doble de suicidios. Sin embargo las personas anteriormente casadas muestran una tasa claramente mayor que la de las personas que nunca se han casado: 24 por 100.000 para los viudos y 40 por 100.000 para los divorciados (con un 69 por 100.000 para los varones y un 18 por 100.000 para las mujeres divorciadas).

El suicidio es más frecuente para los que están aislados socialmente y tienen antecedentes familiares de suicidio (tentativas o suicidios consumados)".

Quienes cometen suicidio de aniversario, se quitan la vida el mismo día en que lo hizo un miembro de su familia." (7)

Métodos de ejecución

La tasa más alta de suicidios consumados en los hombres se debe a los métodos que emplean los cuales, suelen ser más crueles, más violentos: armas de fuego, ahorcamiento, precipitación desde lo alto. Las mujeres suelen ingerir una sobredosis de pastillas o veneno, pero están comenzando a usar armas de fuego con más frecuencia. La mujer, incluso en estas circunstancias conserva la coquetería, por ejemplo, no elige métodos que puedan deteriorar su imagen. (7)

Ocupación

El trabajo es, en general, un factor protector contra el suicidio. Con algunas excepciones como por ejemplo: ser fotógrafo de una morgue. Continuando esta línea de análisis, el agente de salud, al trabajar con personas y estar cercanos al dolor humano, está más propenso a pensar en la muerte que los trabajadores de otras profesiones. El hecho de estar en constante contacto con la enfermedad grave conducente a la muerte, lo convierte en vulnerable, si bien hay también evidencia que, muchos psicólogos y psiquiatras eligieron la profesión no sólo para ayudar a los demás, sino también, para intentar ayudarse a sí mismos.

Los médicos, especialmente psiquiatras y los adolescentes ocupan los primeros puestos en las estadísticas de suicidios consumados.

Cultura

"Aunque el suicidio ha existido en muchas sociedades y se conoce desde la época de los romanos, ha variado la actitud hacia él. Los estoicos lo veían como el último acto de una persona libre; para la Iglesia Católica Romana es un pecado; mientras que, para Emile Durkheim el suicidio es en cambio, más una cuestión social que moral". (33)

La mayoría de los investigadores de las sociedades occidentales acuerdan en que, el suicidio es un fenómeno complejo en el que inciden factores psicológicos, biológicos y sociales asociados.

"La evaluación del acto suicida tiene que ver con las épocas, con las culturas, es muy diferente si el suicidio es considerado un acto de valor o de gran desprestigio" (33). Entonces depende de la idea que se tenga, del significado que se le otorgue al suicidio, si se le va a permitir o no. Es la connotación social la que pone el signo de más o de menos en el suicidio, no es la persona aislada, sino la persona dentro del grupo social.

Salud física

Se ha observado una relación importante entre el suicidio y la aparición de ciertas enfermedades y diagnósticos. Ciertos estudios indican que muchas de las personas que se suicidan, habían recibido cuidados médicos unos meses previos a su muerte.

Hay distintos factores asociados con la enfermedad y que contribuyen tanto a los suicidios como a los intentos de suicidio. La pérdida de movilidad, especialmente cuando la persona se había mostrado anteriormente muy activa, la desfiguración especialmente en las mujeres y el dolor crónico intratable, la pérdida de status laboral y la interrupción de las relaciones personales, son factores pronósticos.

Consecuencias de la depresión

Las consecuencias más observadas de este cuadro son: internación por psiquiatría, somatizaciones importantes (úlceras, gastritis, ACV, IAM), aislamiento, pérdida de trabajo, pérdida de pareja, pérdida de relaciones, pérdida de perspectiva, etc.

Enfermedades psicosomáticas

Las afecciones psicosomáticas se generan cuando la relación mente-cuerpo se ve alterada debido a sentimientos negativos o situaciones de alto impacto emocional para el sujeto, los cuales pueden representarse en forma de síntomas o enfermedades físicas. Detrás de todo síntoma físico, hay guardados sentimientos, temores, pensamientos, y reacciones emocionales. Resulta fundamental escuchar aquello que estos síntomas están tratando de decir (25).

Es común escuchar que el dolor es algo malo que debemos desechar de inmediato. Sin embargo, el dolor también es una señal de vida, a pesar de que provoca displacer, pues funciona como una señal de que algo anda mal. Nos está advirtiendo acerca de algo que tiene que ver con nosotros mismos, nos abre la posibilidad de preguntarnos ¿Qué nos está pasando? ¿Por qué me duele esto? Ahora bien, ¿Qué se hace con el dolor? Es importante ponerle palabras a este dolor. Para poder acallarlo, es necesario poder describirlo y hablar de él, ponerlo en palabras.

Ya en 1908 el estudio psicoanalítico de las enfermedades psicóticas y neuróticas nos fue arrojando luz acerca de las vicisitudes de los afectos en la constitución de los síntomas: "Al someter al psicoanálisis a una histérica cuya enfermedad se exterioriza en ataques, llegamos fácilmente a la convicción de que tales ataques no son sino fantasías, traducidas en actos motores, proyectadas sobre la motilidad y mímicamente representadas. Estas fantasías son, desde luego, inconscientes..." (13)

Además, numerosas investigaciones en los últimos años vienen demostrando que, los factores psicológicos pueden desempeñar un papel sumamente importante en la aparición y mantenimiento de muchas enfermedades, a las cuales se denomina enfermedades psicosomáticas.

Cuando se altera la relación armónica mente-cuerpo, debido a emociones y vivencias displacenteras, puede surgir un estado depresivo, con sentimientos negativos y se produce un impacto tal en el sujeto, que puede camuflarse la depresión en enfermedades psicosomáticas.

Gregorio Marañón sostenía que no hay enfermedades sino enfermos, ya que cada persona muestra su singularidad también al enfermar. Todo proceso de enfermedad es de alguna manera un acontecimiento significativo que irrumpe en la historia del individuo como hecho que puede representar una fractura en su biografía.

Las enfermedades psicosomáticas que aparecen con mayor frecuencia son:

- Digestivas: las más difundidas son gastritis y úlcera, pero también encontramos colon irritable, reflujo, colitis, constipación, diarreas, dolor abdominal, etc.
- Dermatológicas: acné, dermatitis, alopecia, eczemas, vitiligo, psoriasis, etc.
- Cardiovasculares: IAM (Infarto agudo de miocardio), hemorragias cerebrales, HTA (hipertensión arterial), arritmias, hipotensión, etc.
- Respiratorias: asma, bronquitis, sensación de ahogo, alergia, tos, etc.
- Genitourinarias: metrorragias, vaginismo, enuresis, trastornos menstruales, etc.
- Endócrinas: DBT (diabetes), obesidad, trastornos tiroideos.
- Musculares: parálisis facial, tortícolis, cefaleas, contracturas, etc.
- Sexuales: anorgasmia, impotencia, eyaculación precoz, etc.

Respecto de la aparición de CA (cáncer), si bien tiene mucho peso el antecedente familiar como causa, por lo general, desde la clínica se ha encontrado alta tasa de depresión como condicionante de la enfermedad.

Sus posibles causas

Existen factores constitucionales, rasgos de personalidad y tendencia a enfermar, variables emocionales predisponentes tales como: percepción acentuada de riesgo y autoafirmaciones negativas sobre las enfermedades.

Cada persona responde a la percepción de los síntomas y al proceso de enfermar desde su subjetividad, su historia y los contextos que lo involucran.

Añadiendo a esto, la sobreexigencia, la tensión y la frustración por resultados no esperados, originan riesgos de enfermar física y/o mentalmente.

La enfermedad tiene distintos significados para el paciente y también para su medio; de hecho, puede convertirse en un estilo de vida que brinda al individuo posibilidad de evitar frustraciones ante exigencias excesivas o bien, poder tener un protagonismo, sentirse protegido, etc.

La depresión en la población médica estudiada

Dentro de la muestra de médicos, el 17% ha manifestado tener o haber tenido depresión, el 5% tuvo ideas de muerte al menos una vez y el 2% admitió haber intentado quitarse la vida, una o más veces. El 26% de este grupo, presenta insomnio, el cual es tomado en cuenta en este análisis, por cuanto se encuentra en relación directa, como causa y a la vez consecuencia con la depresión.

Asimismo, se observó en este mismo grupo que, el 55% refiere presentar síntomas en el área psíquica, si bien debido a cuestiones culturales vinculadas a la autoexigencia, la omnipotencia y la automedicación, sólo el 26% de estos, ha realizado consultas desde la especialidad.

Los servicios médicos que, más observan depresión son:

- Servicio de Otorrinolaringología: 66%
- Servicio de Diagnóstico por Imagen: 40%
- Servicio de Cirugía Cardiovascular: 33%
- Servicio de Ginecología: 25%
- Servicio de Guardia General: 20%
- Servicio de Neurocirugía: 20%, con la particularidad que, dentro de esta especialidad, el 20% tuvo ideas de muerte en algún momento y el 40% admitió haber intentado quitarse la vida, si bien del total de este subgrupo, nadie consultó a especialistas de salud mental.

Por otra parte, se acentúa más la enfermedad en aquéllos médicos que hacen guardias. Ej. Depresión 21% en médicos de guardia vs 15% en médicos que no hacen guardias; Intentos de Suicidio 5% en médicos de guardia vs 2% en médicos que no hacen guardias. (Ver gráficos 24 a/ 24 b).

Los datos comparativos según años de servicio, muestran con claridad cómo van en aumento los factores de riesgo coronario que surgieron en ésta población: HTA- Colesterol- Depresión- Ansiedad- Obesidad- Sedentarismo-, a medida que el profesional tiene más años de ejercicio del rol profesional. (Gráficos 10 y 11).

Este fenómeno, se observó incluso en servicios como Cardiología y Cirugía Cardiovascular, en donde se maneja la información respectiva a dichas patologías de manera muy específica.

Los datos que arroja la población de enfermeros, la posiciona como la más erosionada de toda la muestra, conjuntamente con las muestras de médicos e instrumentadoras.

Veamos los datos que arrojan las tres muestras más erosionadas de este estudio:

En la población de Médicos, luego de veinte años de ejercicio del rol, el 20% padece de algún tipo de depresión, el 3% experimentó ideas de muerte y el 5% hizo algún intento de suicidio, en algunos casos, fueron reiterados.

En la población de Instrumentadoras, luego de veinte años de ejercicio del rol, el 100% de la muestra experimentó ideas de muerte, si bien -según refirieron-, nunca llegaron a intentar materializarlo.

En la población de Enfermeros, por otra parte, los datos parecieran ser más alarmantes: luego de veinte años de ejercicio del rol, el 80% presentó algún tipo de depresión, el 20% tuvo ideas de muerte y el 40% reconoció haber atentado contra su vida.

A su vez, dentro de la población médica, la especialidad que, reviste de mayor tasa de depresión es cirugía cardiovascular con el 33%.

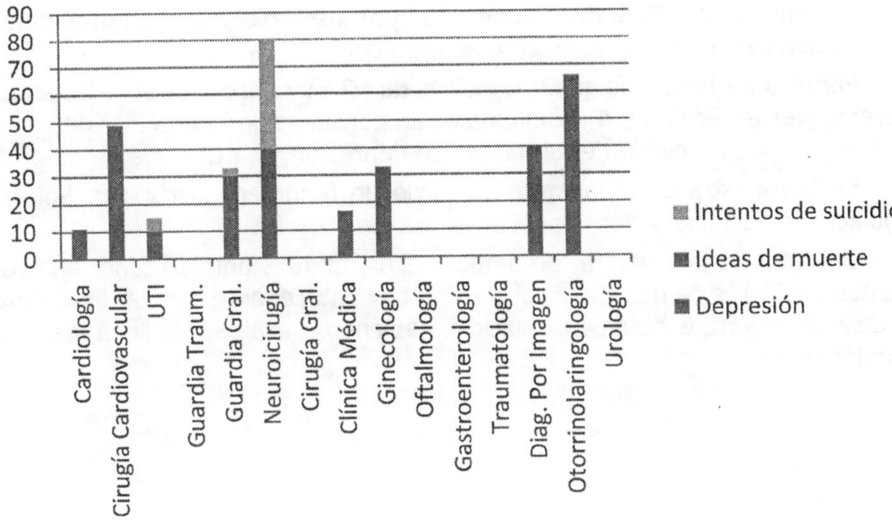

Cuadro A- Síntomas depresivos en los distintos servicios médicos.

Diferencias de género en esta población

En este estudio se ha observado que, la depresión como síntoma, aparece fuertemente en gran parte de esta población, observándose bastante paridad en ambos géneros, sólo que la demanda de consulta psicológica es mayoritariamente femenina, vinculándose esto a factores de educación, la mujer tiende a establecer comunicaciones más auténticas entre sus relaciones, comunica más con su palabra, dando más señales de necesitar ayuda.

Las médicas han manifestado tener mayores índices de depresión (21%), en relación a los médicos (12%), tomando estas cifras como relativas ya que en realidad, podrían deberse a que la mujer tiene menos prurito en admitir su sintomatología; debido a vestigios de machismo, el hombre tiende a sentir el hecho de estar deprimido, como una debilidad y a la vez, una pérdida de prestigio, de allí que tienda a ocultarla.

Además, La mujer médica consulta más (17,5%) que el hombre (12,2%), probablemente éste hecho, se deba a factores psicológicos y culturales que habilitan a la mujer a ser más comunicativa y pedir ayuda a tiempo.

La mayoría de las consultas realizadas por médicas, se debieron a depresión (60%), mientras que los hombres consultaron más por ansiedad (54,5%).

De las consultas por ideas de muerte, el 75% fueron realizadas por médicos, asimismo el 100% de las consultas por insomnio y alcoholismo, datos que no son casuales, por cuanto se asocian con depresión.

Por otra parte vemos que, los índices de HTA y cardiopatía son bastantes parejos (ver gráficos 3 y 4), tomándolos en consideración particular debido a la evidencia de la relación existente entre depresión y cardiopatía.

En la muestra de bioquímicos, ocurrió un fenómeno particular; Sólo la población masculina refiere padecer depresión.

Del total de la muestra, en ambos sexos, el 40% admitió tener antecedentes familiares de depresión, si bien no hay antecedente familiar en cuanto a ideas de muerte e intentos de suicidio, habiéndose evaluado la línea materna y paterna.

CAPÍTULO V
ANSIEDAD, FOBIAS E INSOMNIO

"Sólo con una ardiente paciencia conquistaremos la espléndida ciudad que dará luz, justicia y dignidad a todos los hombres. Así la poesía no habrá cantado en vano".

Pablo Neruda

Ansiedad

Hay circunstancias determinadas en la vida, en las cuales las personas experimentan los síntomas característicos de la respuesta de ansiedad, ej: ante una situación que implique peligro o por el contrario, un hecho muy esperado como el día de una primer entrevista laboral, ante lo cual nuestro organismo reacciona con una respuesta adaptativa para la supervivencia que, tiende a movilizar al organismo a superar el obstáculo, así podremos experimentar respiración acelerada, taquicardia, sudoración excesiva, aprensión, etc.

La ansiedad es una emoción normal que tiene sus aspectos positivos. Denominamos comportamiento ansioso, a esa actitud de excesiva inquietud y preocupación, que implica una **tensión psíquica intensa**, frecuente y excesiva. Cuando la ansiedad va asociada a depresión, tiende a un pensamiento dramático, por la dificultad en esperar.

Casi todo el mundo experimenta algún tipo de ansiedad, la cual se identifica por una sensación de malestar generalizado, difuso y desagradable que, suele ir acompañada por síntomas de intensidad variable tales como, dolores de cabeza, palpitaciones, opresión en el pecho, taquicardia, palma de las manos sudorosas, preocupación excesiva, aceleración de la respiración, rigidez muscular, molestias gástricas entre otros.

La edad de inicio más frecuente de los trastornos de ansiedad, es la adolescencia, aunque muchas veces el inicio es frecuente también en edades tempranas, 5-6 años aproximadamente, a pesar de no haber presentado manifestaciones sintomatológicas con anterioridad.

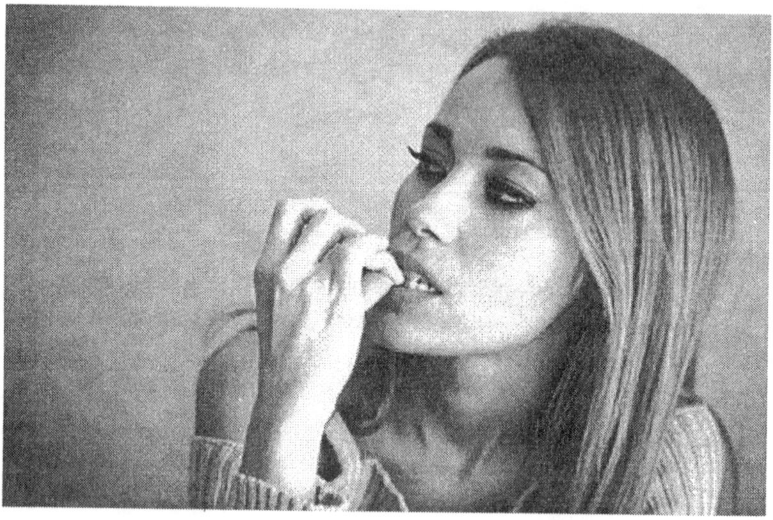

Actitud típica de comerse las uñas como manifestación ansiosa.

La ansiedad funcionaría como un mecanismo adaptativo natural, que nos permite ponernos en alerta. En realidad, un cierto grado de ansiedad, proporciona un componente adecuado de precaución en situaciones especialmente peligrosas. Por otra parte, una ansiedad moderada puede ayudarnos a mantenernos concentrados y afrontar los retos que tenemos por delante.

En ciertas circunstancias sin embargo, el sistema de respuesta a la ansiedad, se ve desbordado y funciona incorrectamente. Más concretamente, la ansiedad es desproporcionada con la situación e incluso, a veces, se presenta en ausencia de cualquier peligro inminente. El sujeto se siente paralizado con un sentimiento de indefensión y en general, se produce un deterioro del funcionamiento psicosocial y fisiológico.

Por otra parte, existen situaciones que, provocan altos niveles de stress, vinculados a situaciones vitales ej: casamiento, nacimiento de un hijo, culminación de los estudios, primer día de trabajo; por lo general se trata de situaciones vinculadas al éxito y/o fracaso.

Cuando la ansiedad se presenta en momentos inadecuados o es tan duradera que, muestra reacciones desproporcionadas o injustificadas, interfiriendo con las actividades normales de la persona, escapando incluso al control voluntario de la misma, estamos ante la presencia de un trastorno de ansiedad, el cual se caracteriza por tener un carácter intenso y recurrente.(24)

Generalmente hay una tendencia a no dar a la emoción ansiedad la importancia que merece quizás, por lo comúnmente observada, dado que la vemos cada vez más extendida en la sociedad actual, siendo que afecta aproximadamente al 40% de la población y es causa de muchas adicciones y otros desórdenes afectivos.

Causas de la Ansiedad

Las causas de la ansiedad pueden llegar a ser múltiples y en ocasiones, difíciles de localizar ya que, se encuentra ligada a un sinnúmero de factores que pueden precipitarla, los cuales están muy sujetos a la historia personal del individuo. Hay quienes piensan que el stress, es la causa principal de la ansiedad, sin embargo, podríamos preguntarnos si realmente no será al revés la ecuación: surge la emoción de ansiedad en una persona que, no la puede manejar correctamente, no recibe contención emocional en su medio, no busca asesoramiento psicológico a tiempo y la ansiedad entonces, acaba por incrementarse, desencadenando un cuadro de stress, en la persona. Alguien que, ha perdido su trabajo, tenderá a mostrar una ansiedad especial en sus próximos trabajos, la cual reflejaría su temor a que se repita la pérdida laboral, pero también podría darse que, alguien pierda su trabajo por tener acentuados índices de ansiedad que, lo lleva a cometer errores asiduamente.

Vivir con una persona alterada, podría ser generador de ansiedad, así como vivir en una gran ciudad, con altos niveles de ruido, etc. Todo depende de la personalidad previa que posea la persona y las condiciones psicoambientales donde habita.

Diferencias de género

Se habla de una mayor incidencia del género femenino en cuanto a presentar trastornos de ansiedad y trastornos del estado de ánimo. Si bien diversas investigaciones parecieran mostrar resultados de este tipo, en realidad, lo que sucede es que, la mujer muestra más sus sentimientos de manera fidedigna; en cambio el hombre, tiende a negar sus estados emocionales por cuestiones culturales y de machismo, enraizadas fuertemente aún en nuestra sociedad, mostrando sus estados ansiosos y depresivos, camuflados en conductas adictivas; por ejemplo: adicción al alcohol, al trabajo, al tabaco, etc.

Tipos de Trastornos de ansiedad

Trastorno de ansiedad generalizada (TAG)

Se trata de una tensión crónica, al estilo de una preocupación constante y excesiva sobre una amplia gama de acontecimientos aun cuando, nada parece provocarla. Esta preocupación o nerviosismo excesivo es casi diario y se diagnostica como tal, cuando tiene una duración mínima de seis meses. Produce inquietud, fatiga, falta de concentración, etc.

Si bien es uno de los trastornos de ansiedad con más incidencia a nivel poblacional, entre un 3% y un 5% de prevalencia, anteriormente, el TAG fue cuestionado como un trastorno en sí mismo, pudiendo ser diagnosticado solo en caso que, estuvieran presentes otro tipo de trastornos como por ejemplo, trastorno obsesivo compulsivo (TOC), fobias o pánico.

Trastorno obsesivo-compulsivo

Se trata de pensamientos o acciones no voluntarios que, el paciente no puede dejar de pensar o hacer para no generar ansiedad. En todo caso, el sujeto reconoce el carácter absurdo de sus pensamientos o acciones. Por ejemplo: lavarse las manos cada poco rato. Es decir, con la intención de evitar estas ideas o impulsos, la persona efectúa rituales o conductas compulsivas.

Trastorno por estrés post-traumático

Se da en aquellos casos en los que, se presentan secuelas psicológicas desagradables tras el impacto de un trauma emocional, una guerra, una violación, etc. Se caracteriza por los recuerdos persistentes del suceso traumático, un estado emocional con exaltada vigilancia y la reducción general de interés por los sucesos cotidianos. Los síntomas pueden ser también, sueños recurrentes o imágenes intrusas, como por ejemplo, de un accidente automovilístico.

Patrón de comportamiento "Tipo A"

En un principio, en el ambiente "Psi", se pensaba como imposible, poder reunir un grupo de características en el individuo que, había sufrido un infarto.

Era como que, cualquier persona podría llegar a hacer un infarto. Posteriormente, se hicieron intentos de detectar una personalidad Tipo D, así como una personalidad Tipo "A", vinculadas ambas al tipo de personalidad del cardiópata.

Ambos perfiles, en realidad, son muy parecidos: muestran un tipo de personalidad sumamente ansiosa, con altas probabilidades de sufrir un mayor riesgo de problemas cardiovasculares en el futuro. El perfil tipo D, está marcado por las emociones negativas crónicas, el pesimismo y la inhibición social; se vincula también, con tres veces más de riesgo de trastornos psicológicos que, incluyen depresión clínica, ansiedad o salud mental pobre. Los individuos Tipo A son competitivos, se centran en los logros y tienen sensaciones de urgencia y hostilidad.

En un trabajo de investigación sobre una casuística de pacientes coronarios que, realizamos hace unos años con la Licenciada Claudia Masini, -querida amiga y colega- logramos capturar ciertos rasgos de comportamiento en estos pacientes, los que variando en intensidad tienden a repetirse, a saber:

- Ansiedad manifiesta en niveles de intensidad variable, pero que tienden a ser elevados, con la particularidad de ir asociada a depresión, que en general es interpretada como reactiva pero... ¿no vendrá a ocupar la ansiedad una defensa que encubre una estructura de personalidad intensamente depresiva? Desandando la historia personal de éstos pacientes, hemos observado en muchos de ellos que, la idea de muerte ya existía en el paciente desde mucho tiempo antes de la aparición del infarto. En tal caso, a partir del mismo, las ideas de muerte presentan mayor consistencia: ahora sí tienen un asidero real. Estas ideas de muerte son observadas en acciones que, reflejan una clara actitud tanática y desaprensiva hacia la vida. También se nos presentaron algunos casos con ansiedad de tipo paranoide.
- La tendencia marcada en sostener el evento cardíaco como vivencia exclusiva. El paciente habla exclusivamente acerca del infarto, no admitiendo que le suceden otras cuestiones en el orden emocional.
- Un marcado narcisismo a través del cual, tienden a centralizarse en forma desmedida desde su discurso y les cuesta un esfuerzo enorme aceptar las diferencias con el otro. El hecho de descentralizarse ¿implicaría reconocer -desde el registro simbólico- sus fisuras y/o vulnerabilidad?
- Una conducta adictiva muy marcada que, generalmente se da en relación al trabajo -lo aceptado socialmente- y al tabaco -instituido como normal. También se observa, adicción a la comida, drogas, etc.,

se podría decir que su modo de relación con el otro en general tiende a ser adictivo, tratándose de personalidades sumamente posesivas.

- Sentimientos de culpa no elaborados, en torno a los hijos o en relación a familiares fallecidos, ¿a su mujer legal o a su amante?
- Desarraigos del paciente o de familiares cercanos, en algunos casos reiterativos que, aún se encuentra duelando, al cual se sumará, el duelo por la pérdida de salud.
- Presentan un nivel de autoestima muy disminuido, lo cual se manifiesta a través de la sobreexigencia, el exceso de autocrítica alternadamente con hipersensibilidad a la crítica, la imposibilidad de poner límites, así como el tolerar abusos. A la vez la enfermedad cardiovascular, se presenta como un ataque a la autoestima que se ve acrecentado por todos los cambios vividos como limitantes que el paciente deberá incorporar a su vida. El sujeto puede adaptarse a su situación de vulnerabilidad, buscando alternativas y estrategias terapéuticas que le permitan favorecer su autoestima, esto va anudado a la conciencia de enfermedad o bien, optar por asumir todo lo negativo en desmedro de su autoestima, obstaculizando cualquier vía saludable en la línea de su tratamiento.
- Una suerte de acumulación de numerosas pérdidas a lo largo de su vida que, son reactualizadas por una pérdida significativa última la cual, lleva al paciente a una situación de regresión y que actúa como factor psicológico desencadenante del infarto, utilizando el Desplazamiento como mecanismo de defensa, la organicidad -IAM, infarto agudo de miocardio- como exteriorización de ésa/s pérdida/s.
- Un número considerable de pacientes asistidos debieron afrontar la pérdida del padre: el 22% en la infancia, el 20% de adolescentes y el 40% en la etapa adulta, observándose por unanimidad un padre ausente -desde el rol- en aquéllos casos en que el padre aún vivía (18%).
- Esta ausencia de padre condiciona la falta de límites precisos que caracteriza al paciente coronario, con lo cual vinculamos la conducta adictiva y la dificultad en cuanto al registro simbólico; ésta pobreza en la representación y expresión provocará la tendencia a derivar el conflicto al área corporal.
- La ausencia de soporte paterno, los lleva a constituirse ellos, en el sostén económico de la familia -alguien habló de jefes precoces- no encontrándose aún desde lo interno preparados para asumir un verdadero rol de autoridad, se sobreadaptan ante ésa realidad que le

es impuesta, llegando a ocupar una posición, pero no logran erigirse realmente como autoridad. Esta lucha entre el poder y el no poder, es una batalla que libra durante toda su vida. La autoridad es equiparada al poder económico/sostén. La pérdida laboral los confrontaría con la pérdida de jerarquía o rol de poder en el entramado familiar". (30)

En los últimos años, mi inserción laboral dentro del ámbito hospitalario, me ayudó a percibir que, la personalidad del agente de salud, especialmente de médicos y enfermeros, se parece bastante a la denominada personalidad "Tipo A": la urgencia en el tiempo, conductas adictivas, poco espacio para el ocio, actitud hostil.

Por otra parte el médico, responde bastante al patrón de conducta "Tipo D" de Dunbar: adicción al trabajo, al tabaco, negación, ansiedad asociada a depresión, hostilidad, insomnio, etc.

La Ansiedad en la población estudiada

En la población médica, el 42% del total de la muestra, manifestó tener ansiedad, de los cuales el 47,6% realizó consultas de la especialidad por padecer este síntoma. Los hombres consultaron más por ansiedad, en relación a las mujeres (54,5%).

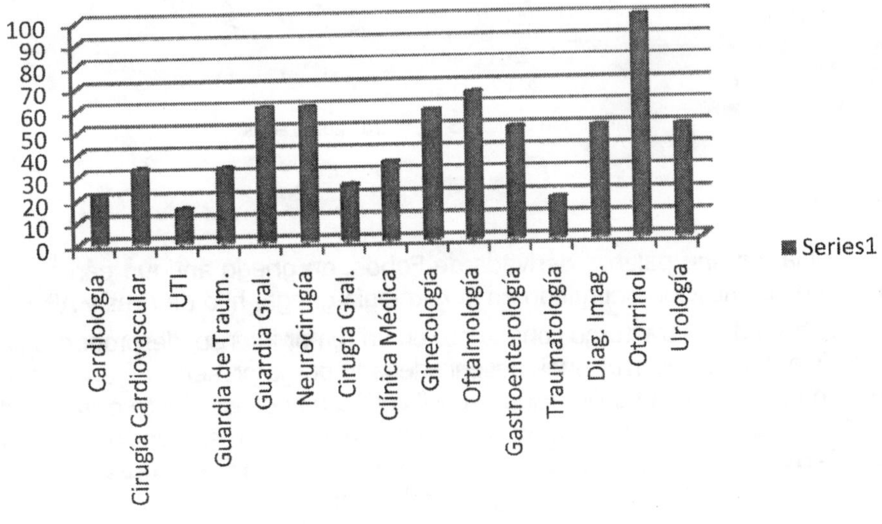

La ansiedad como síntoma en los distintos servicios médicos.

La presencia de Ansiedad como síntoma, se impuso en todos los servicios. Los mayores niveles de Ansiedad fueron detectados en los servicios de Otorrinolaringología (100%), Oftalmología (67%), Guardia General (60%), Neurocirugía (60%), Ginecología (58%), Gastroenterología (50%), Diagnóstico por Imagen (50%), Urología (50%), Clínica Médica (41%), Cirugía Cardiovascular (33%), Guardia de Traumatología (33%) y Cirugía (21%).

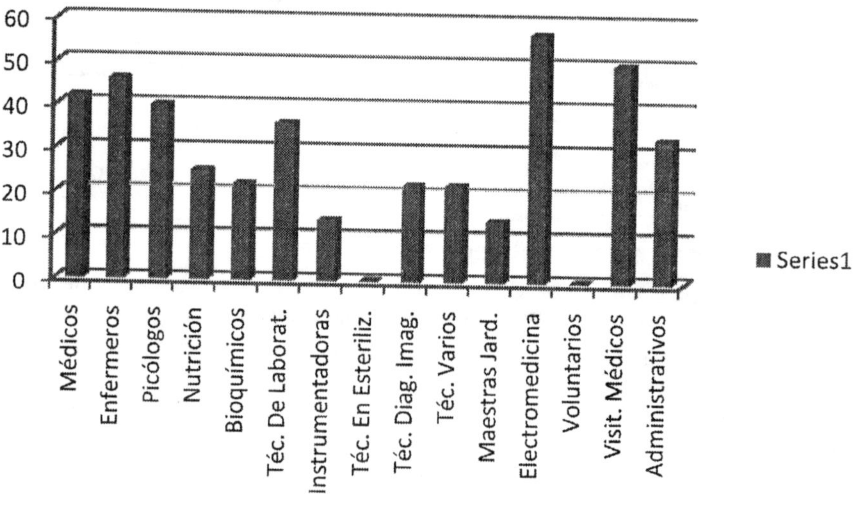

Ansiedad en las 15 muestras analizadas.

FOBIAS

Fobia, es una palabra derivada de Fobos, en griego antiguo pánico, que era la personificación del miedo en la mitología griega, hijo de Ares y Afrodita.

Se trata de un trastorno consistente en un temor intenso, desproporcionado y persistente, que es irracional, desencadenado por la presencia o anticipación de un objeto, actividad o situación específicos, con la consecuente evitación del objeto temido. Por ejemplo, el miedo a volar, a los pájaros, **miedo a la altura, vértigo, animales, ascensores, espacios cerrados (claustrofobia), espacios abiertos (agorafobia), miedo a la sangre o heridas, puede tratarse de comidas o medicamentos, ir al dentista, etc.** Los temores que experimentan las personas que padecen fobias pueden ser tan intensos que pueden llegar a verdaderos extremos para evitar la causa de su miedo.

Muchos adultos, se sienten atormentados por miedos que en verdad, comenzaron a partir de experiencias infantiles. Pueden surgir fobias en la primera infancia, pero lo habitual es que se manifiesten por primera vez entre los 15 y los 20 años de edad. Afectan por igual a ambos sexos, estimándose que, una de cada cuatro personas tiene o tendrá algún tipo de trastorno fóbico en algún momento de su vida.

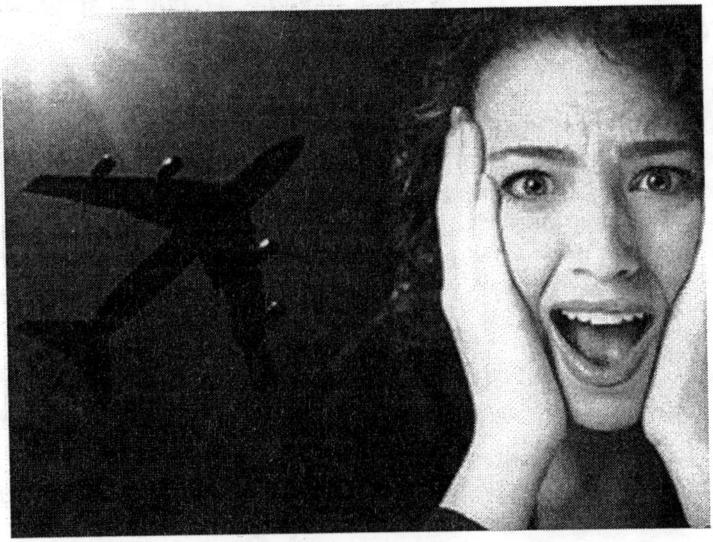

La fobia a volar, constituye hoy en día uno de los trastornos fóbicos más comunes.

La fobia a volar o aerofobia, es uno de los trastornos fóbicos más comunes. Según algunos datos estadísticos, entre un 4% y un 5% de la población manifiesta miedo a volar, aunque en niveles de intensidad variable.

Lo cierto es que, la exposición al estímulo fóbico, más allá de cual fuere el objeto de la fobia, provoca casi invariablemente una respuesta inmediata de miedo, que puede tomar incluso la forma de una Crisis de Pánico. La persona reconoce que este miedo es excesivo e irracional, pero no puede controlarlo.

Las situaciones que provocan fobia, se evitan o se soportan a costa de una intensa ansiedad o malestar. Estas fobias interfieren marcadamente con la rutina normal de la persona, con las relaciones laborales, familiares o sociales.

Cuando la persona se enfrenta o se expone a ese objeto o situación, experimenta una reacción de ansiedad o miedo intensos de forma inmediata. La persona tiende a evitar la situación fóbica, aunque suele reconocer que su miedo es excesivo o irracional (en los niños puede no haber tal reconocimiento). Es importante destacar que, el objeto o situación temidos no supone una amenaza real para la persona o si hay amenaza, la reacción de miedo experimentada es desproporcionada con respecto al peligro real. Por ejemplo mostrar un miedo y angustia muy intensos, ante la presencia de un inofensivo cachorro de perro.

Las fobias suelen ser conductas aprendidas. Lo que se aprende, no es la reacción de miedo en sí, sino a reaccionar de esa manera ante determinados estímulos o situaciones. Aunque teóricamente se puede generar una fobia ante casi cualquier estímulo, en la realidad los estímulos que se convierten en estímulos fóbicos constituyen un grupo limitado, es decir, hay estímulos o situaciones que tienen más probabilidades que otros de llegar a convertirse en fóbicos. Según la teoría de Seligman (1970, 1971), aquellos estímulos que se parecen o presentan similitudes con estímulos que, a lo largo de nuestra evolución como especie, alguna vez fueron amenazantes, tienen más probabilidades de convertirse en estímulos fóbicos. Por eso son tan frecuentes, por ejemplo, las fobias a insectos o a reptiles, porque a lo largo de nuestra evolución estos animales, pudieron ser realmente peligrosos para nuestra supervivencia como individuos. Aunque muchas de estas fobias nos resulten insólitas, existen y suponen un gran sufrimiento para quien las padece.

Es posible también hablar de una fobia, un sentimiento de odio o rechazo hacia algo o alguien lo cual, le genera a la persona que lo padece, un gran trastorno emocional o social. Ejemplo: xenofobia (odio a los extranjeros o extraños). Un estudio en EE.UU. realizado por el National Institute of Mental Health (NIMH), halló que entre el 8,7% y el 18,1% de los estadounidenses sufren de fobias.

Fobia Específica

Las fobias específicas se caracterizan por un gran temor a un objeto o situación que, en condiciones normales no resultan peligrosos. El desarrollo de una fobia específica puede ser el resultado de asociar un objeto o situación específica, con emociones como miedo y pánico. Se ha observado en niños, cuyos padres padecían trastornos de angustia y habían sido poco afectuosos, excesivamente críticos o sobreprotectores.

Las personas que padecen fobias específicas saben perfectamente que su temor es exagerado pero son incapaces de dominar la emoción que los embarga. Se diagnostica una fobia sólo cuando el temor específico interfiere con las actividades cotidianas, el trabajo o el hogar.

Esta fobia se caracteriza por un incremento importante de ansiedad y temor irracional, cuando el paciente se expone a situaciones u objetos específicos o incluso cuando los anticipa. La exposición al estímulo fóbico o la anticipación de este, provoca casi invariablemente un ataque en las personas susceptibles a los mismos.

Las personas con fobia, tratan de evitar el estímulo fóbico, presentando en muchos casos un cuadro depresivo, generalmente cuando no buscan tratar la problemática a tiempo. La situación temida, puede ser:

a) De tipo ambiental, como por ej: tormentas e inundaciones que, provocan fuerte temor al exponerse a ellas y que el paciente trata de evitar a toda costa.

b) De tipo animal, ej: fobia a la sangre, a las inyecciones, al daño en general.

c) De tipo situacional, como ej: transportes públicos, puentes, aviones, coche, recintos cerrados, etc.

Con respecto a la causa de la enfermedad, se desconoce, aunque parece ser más frecuente en ciertas familias y algo más común entre mujeres. Si el objeto que provoca temor es fácil de evitar, quienes padecen la fobia tal vez no sientan necesidad de buscar tratamiento. A veces, sin embargo, adoptan decisiones importantes para su carrera o su vida personal con idea de evitar la situación que genera su fobia.

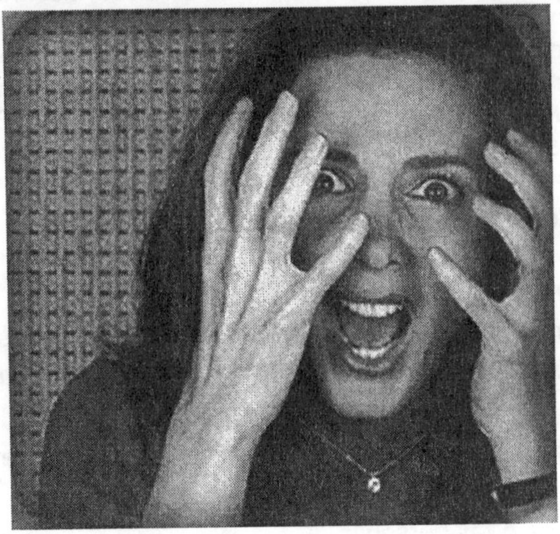

Típica imagen de la fobia

Trastorno fóbico según la clasificación del DSM - IV

El diagnóstico de "trastorno fóbico" solo se da cuando, la fobia predomina en el cuadro clínico sin ser consecuencia de otro trastorno mental. La fobia puede ser única o múltiple y el sujeto que la padece reconoce que el miedo es desproporcionado y exagerado. Las fobias específicas se basan en tres factores básicos:

a) Ansiedad anticipatoria: aparece cuando el sujeto se plantea la posibilidad de enfrentarse al estímulo fóbico. Este pensamiento ya desencadenará una serie de síntomas fisiológicos y conductuales con base ansiosa.

b) El temor central en sí mismo: ante el objeto o al acercamiento de dicho estímulo, el sujeto reacciona exageradamente y sin raciocinio.

c) La conducta de evitación: el individuo necesita huir y evitar ese estímulo para reducir su ansiedad.

Fobia social

En la fobia social, el factor desencadenante del miedo es determinada situación social en la cual el individuo experimenta incomodidad extrema, relacionada con el miedo a verse en situaciones avergonzantes, humillantes o de ser víctima de burlas en situaciones sociales o el actuar en público, incluso con la aparición de síntomas físicos tales como sudoración, mareos, falta de aire, palpitaciones e incluso desmayos en casos extremos. Ejemplo de esta situación, puede ser el miedo a hablar con desconocidos, a encontrarse en una multitud, a permanecer solo, etc.

Aun cuando logran dominar su temor, quienes sufren de fobia social por lo general:

*Se sienten muy ansiosos antes del evento/salida.

*Se sienten muy incómodos en el transcurso del evento/salida.

*Conservan sentimientos desagradables después del evento/salida.

Las fobias sociales se presentan por lo común ante las siguientes situaciones:

. Al hablar en público.

. Al conocer a otras personas.

. Al tratar con personas que están en posición de autoridad.

. Al comer en público.

. Al usar baños públicos.

Las causas que llevan a que una persona desarrolle, por ejemplo, glosofobia –miedo a hablar en público- pueden remitirse a situaciones en el pasado, que la persona haya experimentado humillación pública: burlas de sus compañeros, risas maliciosas, críticas, etc., y que en su momento hayan herido la autoestima del niño, poco a poco cuando va creciendo, va desarrollando este miedo a esa situación, impidiendo que la persona pueda, en este caso, hablar en público por miedo a ser motivo de burla como fue en su pasado, es decir a ser mal evaluado. (8)

Diagnóstico de las fobias sociales

Si bien es frecuente confundir este trastorno con la timidez, se debe señalar que, no se trata del mismo trastorno. Los tímidos pueden sentirse muy incómodos frente a otras personas pero no experimentan ansiedad extrema al anticipar una situación social y además, no necesariamente evitan las circunstancias que los cohíben. Por el contrario, los individuos que padecen una fobia social, no son necesariamente tímidos y pueden sentirse la mayor parte del tiempo, muy a gusto con algunas personas.

La reacción más frecuente en los individuos que padecen alguna fobia social es la de evitar la situación que les genera temor, angustia o con las que no pueden lidiar. En muchos casos esto puede hacerlos sentir aislados, e incluso dificultarles llevar una vida familiar y laboral adecuada. Se diagnostica una fobia social cuando el temor o la evitación interfieren significativamente con la rutina normal previsible o cuando la perturbación es excesiva. Las fobias sociales perturban la vida normal e interfieren con las relaciones profesionales y sociales. Suelen tener origen familiar y pueden manifestarse acompañadas de depresión y alcoholismo.

Trastorno de pánico

Una respuesta extrema ante un elemento que genera fobia puede ser el ataque de pánico, en el cual el paciente experimenta crisis recurrentes de angustia que, surgen espontáneamente. Se trata de una ansiedad aguda y extrema en la que, es frecuente que la persona que la padece, crea que va a morir por cuanto experimenta un cuadro que se asemeja a un ataque cardíaco. Podría decirse que "el sistema de alarma" normal de la persona, es decir, el conjunto de mecanismos mentales y físicos que le permiten hacer frente a una amenaza, se ponen en acción sin que sea necesario, o sea cuando no hay peligro. Se encontraron casos en que el trastorno de pánico parecía ser un rasgo familiar, lo cual hace pensar en conductas que son transmitidas desde lo conductual e imitadas por los hijos, si bien también se piensa en causas genéticas.

Estos ataques repentinos de miedo intenso, no tienen una causa directa. En ocasiones, los pacientes que sufren este trastorno desarrollan angustia al experimentar el próximo ataque, cuya ocurrencia no pueden prever, es la llamada ansiedad anticipatoria. Los síntomas más comunes son: taquicardia, opresión en el pecho, temblor, vértigo, mareos, sudoración, inestabilidad, sensación de desmayos, nauseas, trastornos intestinales, dificultad para respirar, sofoco, transpiración o escalofrío, sensación de ahogo o falta de aliento, sensación de atragantarse, cosquilleo o entumecimiento en las manos, sensación de estar soñando o deformación de percepción, terror al sentir que algo horrible va a pasar y que no puede uno evitarlo, temor a enloquecer o perder el control y hacer algo que le cause a uno vergüenza, por supuesto, todos estos miedos se encuentran enmascarando el mayor de los miedos: el miedo a la muerte. Se considera que uno de cada diez individuos tiene, al menos, una crisis de pánico en algún momento de su vida. Es bastante diferente a otros tipos de ansiedad en cuanto a que, se presentan inesperadamente sin causa alguna y frecuentemente causan incapacidad.

Por otra parte, el ataque de pánico puede ir acompañado por depresión, fatiga, abuso de alcohol, de drogas o sufrir de trastornos obsesivos.

En cuanto a la edad de comienzo se da en jóvenes adultos. Cualquier persona puede tener trastorno de pánico, si bien es más común entre las mujeres, pudiendo tener una duración de varios meses o incluso años. Por lo general, cada ataque de pánico, dura varios minutos y se considera una de las situaciones más penosas que pueda experimentar una persona.

Agorafobia

"Agorafobia " es una palabra que proviene del griego y significa literalmente "miedo a la plaza del mercado". Se trata de un trastorno de ansiedad con temor de sufrir un ataque de pánico en lugares o situaciones de los cuales puede ser difícil o avergonzante escapar. La ansiedad propia de la agorafobia es tan intensa que, no son raros los ataques de pánico y quienes la padecen tratan de evitar el lugar o la causa de su temor. Este trastorno comprende situaciones de temor tales como: temor a estar solo fuera del hogar, temor a quedarse solo en la casa, temor a verse rodeado por una multitud, temor a viajar en vehículos, temor a estar en ascensores o en puentes, entre otras. Tienden a evitar los lugares donde hay mucha gente, como calles, tiendas muy concurridas, iglesias y teatros.

Diferencias de género

Discriminando edad y género, se encontró que las fobias, si bien aparecen en ambos sexos, son la más común enfermedad mental entre mujeres en todos los grupos etarios y la segunda más común en hombres mayores de 25 años.

La mayoría de las personas que tienen fobias, entienden que están sufriendo de un miedo irracional o desproporcionado, aunque este reconocimiento, no impide que sigan manifestando esa intensa reacción emocional ante el estímulo fóbico y en algunos casos, además de tratamiento psicológico, requieran como ayuda adicional de medicación ansiolítica.

Clasificación de las fobias

FOBIA A LOS OBJETOS

Balistofobia: miedo a las balas.
bibliofobia: fobia a los libros.
Crometofobia: miedo al dinero.
Fonofobia: miedo al teléfono.
Mecanofobia: miedo a las máquinas.
Xilofobia: miedo a los objetos de madera y a los bosques.
Aulofobia: miedo a las flautas.
Pediofobia: miedo a las muñecas.
Microfobia: miedo a las cosas pequeñas.
Pupafobia: miedo a los títeres.
Siderodromofobia: miedo a los trenes.
Textofobia: miedo a la tela.
Testofobia: miedo a los libros o exámenes.

FOBIAS VINCULADAS A LA SALUD, ASEO Y LA ALIMENTACIÓN

Carcinofobia: miedo al cáncer.

Cardio fobia: miedo al corazón y las enfermedades cardíacas.

Coitofobia: miedo al sexo.

Dipsofobia: miedo a las bebidas alcohólicas y a la embriagez.

Fagofobia: miedo a comer y a tragar (disfagia) cuando se ha descartado médicamente ninguna anomalía.

Bromidrosifobia: miedo al mal olor corporal, tanto al propio como al ajeno.

Latrofobia es el miedo al médico.

Bacteriofobia: miedo a contraer bacterias.

FOBIAS A LAS PERSONAS Y A SUS CARACTERÍSTICAS

Androfobia: miedo a los hombres.

Antropofobia: miedo a las personas.

Efebifobia: miedo a los adolescentes.

Caliginefobia: fobia a las mujeres bellas.

Xenofobia: miedo a los extranjeros.

FOBIAS VINCULADAS A CIERTAS SITUACIONES

Claustrofobia: fobia a los espacios cerrados.

Agorafobia: fobia a los espacios abiertos.

Cleptofobia: miedo al robo.

Cólerofobia: miedo al enfado.

Crono fobia: miedo al tiempo.

Cronomentrofobia: miedo a los relojes.

Decidofobia: miedo a las decisiones.

Dementofobia: miedo a la locura.

Eclesiofobia: miedo a las iglesias.

Equinofobia: miedo a los caballos.

Gamofobia: miedo al matrimonio.

Homofobia: miedo a la homosexualidad.

Somnifobia: miedo a dormir, por temor a no despertar.
Onirofobia: miedo a tener sueños no deseados.
Noctifobia: miedo a la noche.
Ambulofobia: el miedo a caminar.
Ecofobia: miedo al hogar, a quedarse solo en casa.
Optofobia: miedo a abrir los ojos.
Fotofobia: miedo a la luz por temor a que afecte a la vista.
Ergofobia: miedo al trabajo.
Logicomecanofobia: miedo a las computadoras.

FOBIAS VINCULADAS A LA NATURALEZA

Antrofobia: miedo a las flores.
Apifobia: miedo a las abejas.
Aracnofobia: fobia a las arañas.
Autofobia: miedo a la soledad, a sí mismo.
Ailurofobia: fobia a los gatos
Astrofobia: miedo a las estrellas.
Bacilofobia: miedo a los microbios.
bacteriofobia: miedo a las bacterias.
batracofobia: fobia a los batracios.
Limnofobia el miedo a los lagos.
Cionofobia es el miedo a la nieve.
Nefofobia : miedo a las nubes y al cielo.
Pteronofobia: miedo a ser rozados con la pluma de un ave o que les hagan cosquillas con la misma.
Dendrofobia: miedo a los árboles, así como el temor relacionado con hojas, raíces y árboles.
Insectofobia: miedo a los insectos.
Zoofobia: miedo a los animales.

OTRAS FOBIAS

Astenofobia: miedo a desmayarse.

Atiquifobia: miedo al fracaso.

Sofofobia: temor a adquirir nuevos conocimientos.

Xantofobia: el miedo al amarillo (color asociado a la muerte o la mala suerte en muchas culturas) y la Eritrofobia es el temor al rojo.

Geliofobia: miedo a la risa de los demás.

Omfalofobia puede ser muy traumática ya que supone el miedo a mirarse el ombligo o ver el de otros.

Causas

Se estima que, entre un 12 o 13 por ciento de la población, tiene alguna fobia específica en algún momento de su vida.

En cuanto a la Etiología de las fobias hay varios enfoques. Desde una teoría biológica Hollander, Simeon y Gorman, afirman que las fobias tienen su origen en la mezcla de factores etiológicos, biológicos y del aprendizaje, modelado por la evolución. El modelo conductual sin embargo, justifica las fobias desde un modelo de asociación (estímulo-respuesta). El modelo Psicodinámico y concretamente, en una de las primeras teorías de Freud se vincula la fobia con la libido.

Por lo general, la fobia específica surge como consecuencia de una experiencia traumática que marca de una manera especial a quien la padece durante la infancia, a la que después asocia el elemento que le causa temor.

En general, pese al esfuerzo, las personas no logran recordar las causas que los llevaron a desarrollar su fobia, especialmente cuando se trata de fobias específicas. Sin embargo, cuando se trata de fobias sociales, les es posible recordar ciertas experiencias que lo llevaron a sentir ese sentimiento de miedo hacia algo.

La asociación puede ser directa, cuando ha sido ese elemento, la causa misma que desemboca en una fobia: por ejemplo, un niño es picado por una araña y a consecuencia de ello el niño, al hacerse hombre, se convierte en un hombre con aracnofobia o fobia a los arañas. Un ejemplo de asociación indirecta sería un caso de violación en que, la víctima genera una fobia hacia el pepino es decir, el temor aparece desplazado.

Es importante saber que cualquier persona sometida a un determinado estímulo puede desarrollar una fobia. A veces sucede que, los hijos suelen tener la fobia de los padres; esto se debe a conductas imitativas de los hijos hacia los padres, no a cuestiones genéticas. Ej: Un hijo que crece con una madre que, huye ante la presencia de un roedor, tenderá muy probablemente a huir cada vez que vea una rata.

A lo largo de los siglos, el hombre ha temido a ciertos animales peligrosos como las arañas y las serpientes, o a fenómenos climáticos como las tormentas. Por otra parte, hay fobias que son culturales como al número 13, Martes o Viernes 13 (en los países occidentales), en los países orientales existe este miedo numérico pero en relación al número 4.

En cualquiera de los casos, la reacción ante cualquier fobia suele ser la evitación de la situación tan temida y lo que subyace debajo de la fobia es el sentimiento de angustia frente a lo inminente de un supuesto peligro.

Síntomatología

Por lo general, las fobias tienen motivaciones profundas más lejanas que, el objeto mismo de miedo actual. Generalmente, la fobia no es más que, un indicador de algún conflicto de los primeros años de vida que no ha sido elaborado y se continúa desplazado en la fobia que presenta.

Determinadas situaciones que resultan sencillas para el común de la gente, para el fóbico pueden representar un serio trastorno, debido a lo cual, el individuo busca de proveerse de elementos o acompañantes "contra fóbicos" como para poder enfrentar airosos estas situaciones.

Con respecto a los síntomas reales de angustia que experimenta una persona frente a un estímulo fóbico, suelen experimentar principalmente, problemas para respirar, su ritmo cardíaco aumenta considerablemente; está fuera de control, puede sentir un sudor frío recorriendo su espalda y en pocos minutos todo su cuerpo está empapado, las manos comienzan a temblarles sin posibilidad de controlarlas; esto puede ir acompañado de una punzada en el estómago y/o presencia de algún tic nervioso que no cesa de molestarlo.

Las fobias suelen tener un curso crónico. El paciente fóbico, a través de su sintomatología, muestra básicamente un gran desequilibrio y discordancia entre lo que siente y lo que piensa.

Muchas veces, el comportamiento familiar y relaciones más íntimas del paciente fóbico, se adaptará a la fobia que padece el mismo. En ocasiones, algunos pacientes llegan a cambiar su modo de vida para adaptarse mejor a su fobia; otros adoptan una actitud de ocultamiento de la misma, por vergüenza así como evitación de cargadas y otros comentarios desagradables.

El mecanismo de defensa preponderante del fóbico, es la racionalización, consistente en buscar pretextos o excusas para justificar la conducta de manera socialmente aceptable.

Fobias en la población estudiada

En la población médica, el 9% manifestó tener al menos una fobia, observándose que, de quienes realizaron consultas de la especialidad salud mental, el 23,8% lo hizo por presentar fobias.

Las Fobias, aparecen remarcadas en los servicios de:

Urología (50%), Diagnóstico por Imagen (30%), Ginecología (25%), Gastroenterología (25%), Neurocirugía (20%) y Guardia General (16%).

En Instrumentadoras, el 14% del total, manifestó algún tipo de fobia y luego de 20 años de desempeño del rol, ese porcentaje se incrementó al 50% del total mientras que, la población de enfermeros no observó gran porcentaje de fobias, 11% por sobre el total de la muestra.

INSOMNIO

El **insomnio** es una de las enfermedades del sueño más comunes en la actualidad. El DSM-IV define el insomnio primario como una queja que dura al menos un mes de dificultades en iniciar o mantener el sueño o de que este no sea reparador. En la definición del DSM-IV se hace hincapié en el hecho que, exista la queja porque hay evidencia que, con patrones de sueño similares ciertas personas no viven al insomnio como un problema.

El insomnio puede ser considerado como un síntoma más de otro tipo de trastornos o bien, puede darse en personas sin ningún otro problema. Pero siempre es indicador de preocupación y/o ansiedad.

Cada persona tiene necesidades distintas en cuanto a horas de sueño, en función de su estilo de vida y edad. Los bebés duermen casi todo el día porque lo necesitan para crecer, las embarazadas duermen más horas para mantener el crecimiento fetal y los ancianos duermen también pocas horas.

Existe un bajo porcentaje de la población en general que, refiere dormir 4 o 5 horas diarias sin que esto sea vivido como una dificultad a la vez que, no experimentan cansancio, somnolencia, u otros síntomas adversos tales como fatiga, dificultades de concentración, distracción, etc. Esto muestra que, si bien fue corto el período del dormir, tuvo cierta calidad por cuanto, ha dejado a la persona en condiciones de buena respuesta frente al intercambio cotidiano.

Hay personas que han referido, necesitar dormir menos horas con el paso de los años, para sentirse bien al día siguiente. Cabe investigar si esta cuestión pueda deberse a una sobreexigencia personal. Lo cierto es que, el déficit de sueño repercute sobre todos los aspectos de la vida de una persona, desde su capacidad atencional, hasta su estado de ánimo.

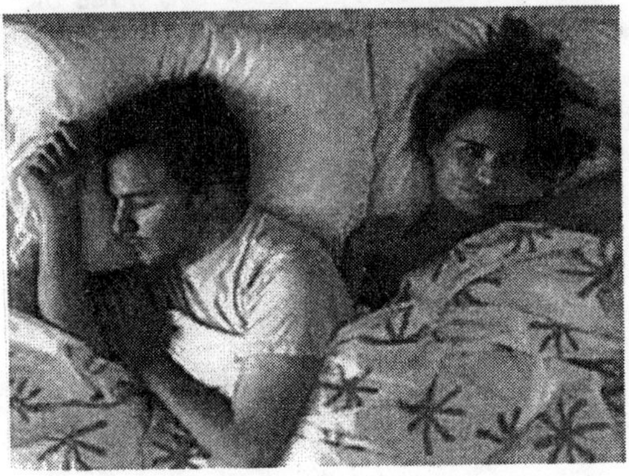

El insomnio se da con mayor frecuencia en el sexo femenino, asociado a depresión y ansiedad.

Clasificación del insomnio

Aunque generalmente se concibe el insomnio únicamente como la dificultad para iniciar el sueño, lo cierto es que la dificultad para dormir puede tomar varias formas:

- **Insomnio de conciliación:** Dificultad para conciliar el sueño al acostarse, la cual varía en intensidad.
- **Insomnio de mantenimiento:** Resulta fácil comenzar el dormir pero no así, el sostenerlo. Esto implica despertarse una o varias veces durante la noche o tener la sensación de que no se ha dormido bien o no se ha descansado. En ocasiones, suele ir acompañado por sueños de angustia o pesadillas.
- **Insomnio Terminal:** Implica despertarse demasiado temprano por la mañana, mucho tiempo antes que suene el despertador, en la noche y no poder volver a dormir.

En cualquiera de sus formas, el insomnio impide la recuperación que, el cuerpo necesita durante el descanso nocturno, pudiendo ocasionar somnolencia diurna, bajo nivel de concentración e incapacidad para sentirse activo y dinámico durante el día, lo cual va a incidir obviamente, en el normal desempeño de funciones, por cuanto lleva a cometer errores debido a la falta de lucidez, agravándose el cuadro con el transcurso del tiempo, si la persona que lo padece, no es tratada a tiempo. Cuando se cronifica, trae como consecuencia, déficit atencional, irritabilidad, intolerancia, disminución en el rendimiento, problemas de memoria y conflictos de relación, pues altera el estado emocional e intelectual. En verdad, es un gran error, minimizar el insomnio como síntoma, así como sus efectos colaterales y consecuencias.

Hay ciertas situaciones de cambio en las cuales, el insomnio, puede llegar a ser normal si sucede ocasionalmente como por ejemplo:

Dormir en una casa o cama que no son las habituales.

En la propia casa, cambio de colchón o almohada.

Cuando las condiciones adversas tienen una cierta duración y la persona, no tiene la suficiente plasticidad para acomodarse a ellas, se puede producir una ruptura del automatismo necesario para conciliar el sueño y aparece el insomnio como problema.

En el caso de sostenerse el síntoma en el tiempo se torna necesario el inicio de Tratamiento Psicológico. Por otra parte, si el insomnio no es tratado a tiempo, suele acompañarse con depresión, ansiedad extrema, etc, pudiendo asimismo, aparecer el insomnio como síntoma de sentimientos de tristeza, depresión o un excesivo nivel de ansiedad.

Si la sintomatología no cede, aún con tratamiento psicológico, se torna necesaria la consulta al médico psiquiatra, incluso en ciertas ocasiones a neurología, si hubiese además, antecedentes tales como, disritmia, convulsión, epilepsia, etc.

Diferencias de género

Pareciera imponerse la idea que, el insomnio es más frecuente en las mujeres que, en los hombres en las distintas categorías etarias, si bien se asocia esta prevalencia al predominio de la ansiedad y la depresión en la mujer.

Causas del Insomnio

Conseguir dormir es cuestión de aprender a no hacer: no activarse, no pensar, etc. Cuando algo nos preocupa en demasía, consciente o inconscientemente, solemos hacer todo un despliegue y análisis minucioso de nuestra problemática, especialmente por la noche, apareciendo el insomnio como una respuesta posible. No hacer nada para resolverlo es muy difícil por cuanto, puede implicar a futuro, un problema serio para la salud.

En principio, hay ciertas condiciones que deben darse para que ocurra el dormir por ej, la llegada de la noche que nos convoca a aquietarnos, estar sumamente cansados al final de la jornada, un lugar cómodo y confortable donde reposar, etc. En el caso que, una o más de estas condiciones no se diera, generalmente no se dispara el dormir de manera automática (2).

Trastornos del sueño y arritmias cardíacas

Se ha detectado una fuerte relación entre trastornos del sueño y cardiopatías, así como también se observa en pacientes con hipertensión, infartos de miocardio, accidentes cerebrovasculares e incluso, incremento de la mortalidad. "Cuánto más graves sean los episodios apneicos respiratorios, tanto mayor sería la frecuencia de aparición de arritmias, así como la importancia de las mismas"... "Todavía no se sabe a ciencia cierta si, la apnea del sueño obstructiva, es un factor desencadenante de la fibrilación auricular o si las arritmias predisponen a la aparición de apnea del sueño obstructiva."

El Insomnio en médicos

Diversas investigaciones en EEUU demuestran que, en los profesionales que hacían guardias extendidas los "errores médicos serios" se multiplicaban por dos y hasta por cinco, aumentando considerablemente el riesgo de pincharse con agujas contaminadas y duplicando la posibilidad de sufrir accidentes de tránsito.

Una investigación con médicos residentes de un hospital de La Plata encontró que "haber estado de guardia la noche anterior aumenta significativamente la probabilidad de quedarse dormido durante las clases"...lo cual no sorprendió demasiado ya que, en el 53% de los casos habían dormido dos horas o menos. Se trata de una investigación realizada con residentes de clínica médica del hospital San Martín de La Plata "Impacto de la privación de sueños en médicos residentes", con la cual se intentó alertar a las autoridades acerca del régimen horario extenuante que sostienen los residentes, precisando que "luego de 17 horas de vigilia, la disminución en el rendimiento es equivalente a la observada en una intoxicación alcohólica en individuos sanos y que las tareas de larga duración que requieren atención y las recientemente aprendidas son las más vulnerables a la falta de sueño aguda, tardándose más para hacer lo mismo".

En la Argentina, las guardias tan largas (24 hs) se encuentran muy arraigadas en la cultura profesional, si bien las entidades médicas representativas, se están ocupando del tema y en algunos lugares se está logrando modificar esta cuestión. (42)

En cuanto a la muestra estudiada, el insomnio como síntoma, aparece de manera alarmante y generalizada en todos los servicios médicos:

Urología (50%), Neurocirugía (40%), Diagnóstico por Imagen (40%), Cirugía General (37%), Oftalmología (33%), Guardia General (30%), Traumatología (27%), Gastroenterología (25%), Clínica Médica (24%), UTI (21%), Ginecología (17%), Cirugía Cardiovascular (17%), Cardiología (11%) y Guardia de Traumatología (11%). El único servicio que no manifiesta insomnio como síntoma, es Otorrinolaringología.

Por otra parte, después de más de 20 años de ejercicio del rol, el 28% de los médicos, presenta insomnio si bien, tan sólo el 14,2% realizó consultas desde la especialidad por este motivo. Se observa asimismo que, en la mujer se acentúa mucho más el insomnio como síntoma (36%), en relación al hombre (16%).

En la población de enfermeros, el 40% de la muestra, presentó insomnio luego de más de 30 años de desempeñarse en su actividad.

En la población de instrumentadoras, se detectó un 71% de insomnio, acentuándose este síntoma al 100% después de haber ejercido más de 30 años su rol.

CAPÍTULO VI
RESILIENCIA

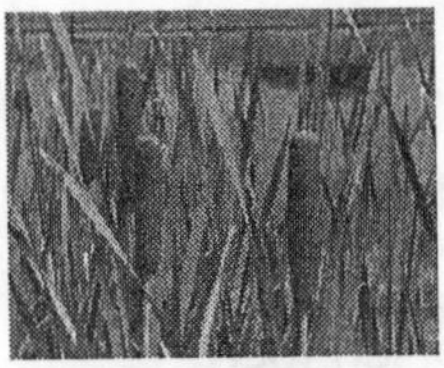

RESISTIRÉ

Cuando pierda todas las partidas
cuando duerma con la soledad
cuando se me cierren las salidas
y la noche no me deje en paz.

Cuando sienta miedo del silencio
cuando cueste mantenerse en pie
cuando se revelen los recuerdos
y me pongan contra la pared.

Resistiré, erguido frente a todo
me envolveré de hierro para endurecer la piel
y aunque los vientos de la vida soplen fuerte
soy como el junco que se dobla pero siempre sigue en pie.

Resistiré, para seguir viviendo
soportaré los golpes y jamás me rendiré
y aunque los sueños se me rompan en pedazos
resistiré, resistiré...

Cuando el mundo pierda toda magia
cuando mi enemigo sea yo
cuando me apuñale la nostalgia
y no reconozca ni mi voz.

Cuando me amenace la locura
cuando en mi moneda salga cruz
cuando el diablo pase la factura
o si alguna vez me faltas tú.

Resistiré, erguido frente a todo
me envolveré de hierro para endurecer la piel
y aunque los vientos de la vida soplen fuerte
soy como el junco que se dobla pero siempre sigue en pie.

Resistiré, para seguir viviendo
soportaré los golpes y jamás me rendiré
y aunque los sueños se me rompan en pedazos
resistiré, resistiré...

Carlos Toro y Manuel de la Calva.

RESILIENCIA

Etimológicamente, la palabra resiliencia proviene de resilire, que en buen latín, quiere decir "volver a entrar saltando" o "saltar hacia arriba".

El constructo resiliencia desde la psicología, remite a la capacidad de las personas, para sobreponerse frente a los momentos de malestar emocional, siendo la capacidad de una persona o grupo para seguir proyectándose en el futuro a pesar de acontecimientos desestabilizadores. Cuando alguien es poseedor de una resiliencia adecuada, no sólo es capaz de salir airoso de las situaciones difíciles, sino que incluso sale fortalecido, debido al aprendizaje que supone la situación de sufrimiento siempre que, se trate de personas maduras y equilibradas. La resiliencia es la vulnerabilidad positiva.

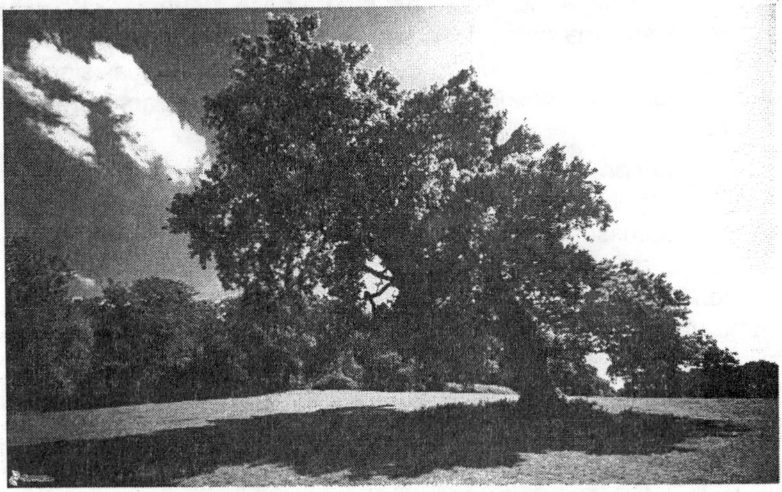

Árbol que resiste la caída.

Distintos autores han abordado la temática, realizando aportes interesantes:

"La resiliencia significa una combinación de factores que permiten a un niño, a un ser humano, afrontar y superar los problemas y adversidades de la vida, y construir sobre ellos." (Suárez Ojeda. 1995).

"Es la capacidad humana de enfrentar, sobreponerse y ser fortalecido o transformado por las experiencias de adversidad." (Grotberg, E; 2001)

"La resiliencia distingue dos componentes: la resistencia frente a la destrucción es decir, la capacidad de proteger la propia integridad, bajo presión y por otra parte, más allá de la resistencia, la capacidad de forjar un comportamiento vital positivo pese a las circunstancias difíciles." (Vanistendael. 1994).

"Es la capacidad que posee un individuo frente a las adversidades, para mantenerse en pie de lucha, con dosis de perseverancia, tenacidad, actitud positiva y acciones, que permiten avanzar en contra de la corriente y superarlas." (E. Chávez y E. Yturralde. 2006).

"Es el proceso o la capacidad para desarrollar una adaptación exitosa en circunstancias asociadas con disfunción psicológica y baja competencia." (Fonagy, P et al 1992).

Resulta curioso que esta capacidad de resistencia frente a la frustración, logra preservar la propia integridad del sujeto pese a que, las circunstancias de vida sean de máxima adversidad como puede ser un contexto de guerra, catástrofes naturales, pérdida de seres queridos, otras pérdidas significativas, situaciones vinculadas a delincuencia, tales como encontrarse privado de la libertad, etc.

Una persona con un alto nivel de resiliencia, tiende a ser consciente de sus límites y sus potencialidades, utilizándolas a su favor. En caso que, una situación los sobrepase, se muestran humildes, solicitando ayuda tanto a sus amistades, como ayuda profesional cuando lo necesitan. Suelen ser creativas y generar admiración por parte de los demás, especialmente por quienes tienen un bajo nivel de tolerancia al dolor y vislumbran como algo inalcanzable la posibilidad de reaccionar de ese modo. Ser resiliente, sería algo así como, poseer la habilidad para resurgir de la adversidad, implicaría renacer como el Ave Fénix, constituyéndose la propia persona en su propio sostén.

En general, todo ser humano posee cierto grado de resiliencia con el cual enfrentar la realidad. No obstante, hay personas carentes de esta fortaleza que supone la resiliencia, las cuales se dejan arrastrar por un sinnúmero de situaciones que se tornan cada vez más estresantes, pudiendo desembocar en un cuadro depresivo y/o psicosomático.

Vale decir que, ante la presencia de un factor altamente estresor, no todas las personas quedan afectadas emocionalmente; incluso algunos, logran capitalizarse, saliendo fortalecidos frente a la experiencia.

Según mi mirada, existen distintas bases sobre las cuales se construye la resiliencia, a saber:

a) Poseer un buen concepto y aprecio de sí mismo.

b) Tener relaciones personales o laborales sanas que, hagan las veces de sostén emocional.

c) Tener un hobby que permita un despliegue de la propia capacidad de juego.

d) Poseer una buena escala de valores.

"Realizar un esfuerzo reflexivo, el estudio, la búsqueda de apoyo social y el sentido del humor son estrategias proactivas de afrontamiento adaptativo. En gran parte de la población médica predominan mecanismos desadaptativos tales como el aislamiento social, la evitación-negación persistente de los problemas y el autotratamiento patológico con alcohol y otras sustancias de abuso". (26) (35)

Autoestima

Estima -según el diccionario- es el aprecio, valor, consideración y afecto que, se hace de una persona o cosa por su calidad o circunstancias.

Autoestima, sería entonces el aprecio, consideración y afecto que tenemos hacia nuestra propia persona; la imagen, las ideas y valoraciones que, tenemos de nosotros mismos, la apreciación que hacemos de nuestras propias capacidades y habilidades, provenientes de la relación con los demás: intervienen la educación, la cultura a la que pertenecemos, las expectativas sociales, el perfil psicológico de la persona y las propias experiencias y expectativas.

La autoestima, se va construyendo desde el comienzo de la vida, en principio a través de mensajes recibidos por nuestros seres queridos, padres, hermanos, tíos, vecinos, etc. y toda persona allegada al medio familiar, en un lenguaje verbal y no verbal.

En un segundo momento, intervienen en ella también, las personas encargadas de nuestra educación sistemática, docentes, compañeros de escuela, club, trabajo, amigos y a partir de la adolescencia y juventud se sumaría la pareja. Todas estas personas, de una u otra manera, nos devuelven una imagen nuestra que, sin lugar a dudas, ejerce una influencia sobre nuestra propia opinión.

El trato que hemos recibido desde niños, da cuenta de una valoración de nuestra persona que, se va internalizando en el inconsciente y que terminamos creyendo como verdadera. Sentirse aceptado, querido y apreciado comienza en casa. El niño es capaz de hacer casi cualquier cosa para lograr la aprobación de sus padres, sentirse aceptado por ellos pareciera ser la única meta durante la infancia. A partir de allí, surge el trato que nos dispensamos a nosotros mismos y también a los demás.

En nuestras consultas de pacientes, no son pocos los casos en que vemos cómo los padres de nuestros pacientes pueden ser en parte responsables de la destrucción de su autoestima que, tanto nos cuesta intentar reconstruir durante el tratamiento.

La Autoestima, se va reconstruyendo a lo largo de toda la vida en una relación permanente con el otro. Nos damos cuenta que, una baja autoestima se ha gestado, cuando observamos los siguientes rasgos: sentimiento de culpabilidad frecuente, intensa necesidad de complacer a los demás, hipersensibilidad a la crítica, perfeccionismo, indecisión crónica, hostilidad y negatividad a veces encubierta.

En casos extremos de dependencia afectiva, una persona se puede llegar a paralizar o sentirse impotente, frente a un comentario desfavorable que, alguien de su medio emita referido hacia su persona. Incluso, podría llegar a influenciar negativamente el concepto que tiene de sí misma, alterando de este modo el desarrollo de su autoestima.

Tener la autoestima bien, significa valorarnos por todos ésos "pequeños" logros, compartidos en forma cotidiana con las personas que, conforman nuestro ámbito familiar, social, laboral, alimentando nuestra autoestima así como, poder tolerar en nosotros mismos y en consecuencia en los demás, los pequeños fracasos diarios así como, darnos confianza para modificarlos y superarnos. Esto implicaría estimularnos, sin sobre exigirnos, ya que la exigencia desmedida nos lleva necesariamente por el camino de la desvalorización.

Relaciones interpersonales

Todos necesitamos de una relación cariñosa y estrecha con un adulto significativo. La mirada de los demás, nos permite reorganizarnos y reelaborar por medio de nuevas representaciones, acciones y compromisos nuestra historia de vida.

La amistad es un valor universal y está basada en identificaciones:
Convicciones
Sentimientos
Gustos
Aficiones
Opiniones
Ideas políticas
Creencias
Religión
Ocupaciones

Los rasgos que definen una amistad, podrían sintetizarse a través de:
- Tener una buena Comunicación.
- Compartir Códigos.
- Tenerse mutua Confianza.
- Actitud de Respeto.
- Sentir hacia el otro, un sincero afecto.
- Tener algo en Común.
- Sentirse aceptado de forma incondicional.

Beneficios de tener amigos

A partir de la experiencia de permitirse tener amigos, se experimenta mayor alegría, estabilidad, tranquilidad y mayor salud en general; así como también, se experimenta menor aislamiento, soledad, ansiedad y menores niveles de enfermedad.

Hobbies

Se trata de una ocupación que se aborda con pasión, meramente por placer y satisfacción personal durante el tiempo libre, la cual es utilizada para manifestarnos a través de las actividades que más nos gustan y que hacemos fuera del horario laboral. También denominado "pasatiempo", "entretenimiento" o "afición". Tiene como una de sus características principales, que implicaría realizar una actividad de manera no remunerada.

Tiene que ver con lo lúdico y en realidad, es una actividad de vital importancia, por cuanto se evidencian a través de esta, intereses de la persona demarcando aspectos que hacen a su identidad y le permiten liberar parte del estrés acumulado. Mayormente, se realiza fuera de la actividad laboral, si bien hay algunas excepciones y tiene que ver absolutamente con lo "elegido" por parte del sujeto.

Es muy común que los psicoterapeutas, recomendemos a nuestros pacientes la práctica de un hobby, debido al nivel de salud mental que propone al distanciarse la persona de lo rutinario así como, el poder manifestarse a través de una actividad que, tenga que ver con su interioridad y por ende, con aspectos vinculados a su identidad. Además, muchos hobbies estimulan el conocimiento y la memoria, como los vinculados con el coleccionismo. Ej: La filatelia que, consiste en la colección de timbres o sellos postales. A través de ella, se pueden conocer aspectos vinculados a la historia y la política mundial o del país del que proceden; también a los gobernantes y políticos de una país, en una época determinada, como a personajes famosos tal como pintores y sus cuadros, escritores y sus obras, investigadores y sus descubrimientos, monumentos, castillos, monasterios y catedrales, indicándonos la ciudad en la que están, también la fauna y la flora, minerales, trajes típicos, escudos y fiestas populares.

Por otra parte, otros hobbies promueven la creatividad, ej. Pintura, fotografía. Algunos se hacen en soledad, otros se comparten, socializándolo.

Los hobbies más conocidos son el deporte o la pesca en el hombre y artesanías, o jardinería en la mujer; armar rompecabezas o coleccionar objetos, pero existen otros más atípicos aunque no menos interesantes tales como, la apicultura, colección de relojes, de antigüedades, la astronomía etc.

Caben aquí, algunas consideraciones:

La práctica de un deporte, puede llegar a ser un hobbie como puede no serlo. Depende de las circunstancias, por ejemplo:

Existen casos en que, la actividad deportiva que se realiza, está sujeta a alguna obligatoriedad laboral, como es el caso de militares, a quienes se les toma un examen de actividades deportivas con puntuación adjunta a su legajo laboral, por cuanto se requiere que tengan buen estado físico. En estos casos, tal actividad, no se considera un hobbie.

La práctica de algún deporte, maratón, etc., que implique al final de la meta, un objetivo o recompensa de tipo económica, tampoco tiene carácter de hobby.

En el caso de quien tenga un oficio deportivo, un futbolista o tenista, realizar esta actividad aun en el tiempo libre, no tiene implicancias de hobby, sino laborales; asimismo, aquéllas actividades que la persona se autoimponga fuera del esquema laboral, como entrenamiento. Ej: un tenista, en su tiempo libre, para resultar más competitivo y aumentar su nivel de rendimiento, puede hacer bicicleta, pero esta actividad tampoco tiene carácter de hobby ya que, la realiza movido por una inquietud laboral y/o económica.

Este discernimiento es importante, por cuanto a pesar que, pueda gustarnos la actividad laboral que tenemos, se produce en nosotros, una cierta carga de stress inherente a la actividad laboral misma, mientras que el hobby, al implicar una elección libre, ayuda a liberarlo. El hobby, posee entonces la cualidad de ser una actividad libre, así como de ser "improductiva" teniendo en cuenta parámetros económicos.

Escala de valores

Los valores son convicciones profundas que tenemos las personas, los cuales tienden a determinar nuestra manera de ser y de actuar. Cada persona tiende a identificarse con ciertos valores, algunos transmitidos en el seno de la propia familia, otros tomados de educadores y otras personas que quizás admiramos y tienen la cualidad de poder influenciarnos.

Resulta sumamente importante desarrollar la capacidad de comprometerse con valores. Es la base del buen trato hacia los otros, además tener principios claros nos ayuda a afrontar las dificultades que la vida nos presenta. La resiliencia se construye en gran medida a partir de tener valores saludables.

Desde el hecho que, el psicoterapeuta ayuda a cambiar las circunstancias adversas del sujeto, estimulando las noblezas y las fortalezas de su yo, trabajando sobre valores edificantes de los vínculos, favoreciendo sus defensas y capacidad de reparación, sublimación, etc., podemos decir que, ha ayudado a reconstituir la capacidad resiliente de su paciente. Además, al trabajar en la línea de la resolución de problemas, indirectamente, también ayuda a reforzar la resiliencia familiar, a través de estimular la comunicación franca entre los miembros de la familia, la independencia y la reafirmación de los valores familiares; a la vez que estimula la resiliencia comunitaria, al proponer la solidaridad y la cooperación, como modo de respuesta por ejemplo, ante una catástrofe (inundación, tornado, etc) o diversas situaciones sociales que requieran de ayuda.

CAPÍTULO VII
INVESTIGACIÓN ACERCA DEL SÍNDROME BURNOUT

Síndrome del "Quemado"

Fue el Psicólogo Clínico Herbert Freudenberger (1974) quien emplea, por primera vez el término bur-nout (que significa estar quemado, desgastado, estar exhausto) para describir un conjunto de síntomas psicofísicos sufridos por el personal sanitario, como consecuencia de las condiciones psicológicas y sociales en que se ejerce la práctica médica. Es un cuadro que surge en los profesionales de la salud y de la educación quienes, evidencian una fuerte vocación humanística y se caracteriza por un estado de agotamiento extremo como resultado de trabajar intensamente, sin tomar en consideración las propias necesidades, en un ambiente de trabajo donde las demandas, exceden los recursos individuales.

Una definición clásica de burnout es la que ofrece Maslach (1993, p.20-21), quien lo define como "un síndrome psicológico de agotamiento emocional, despersonalización y reducida realización personal que puede ocurrir en individuos normales que trabajan con personas de alguna manera. El agotamiento emocional se refiere a los sentimientos de no poder dar más de sí a nivel emocional y a una disminución de los propios recursos emocionales. La despersonalización se refiere a una respuesta de distancia negativa, sentimientos y conductas cínicas respecto a otras personas, que son normalmente los usuarios del servicio o del cuidado. La reducida realización personal se refiere a la disminución en los propios sentimientos de competencia y logro en el trabajo".

Se trata de una enfermedad laboral (31), de curso infausto, ocasionada mayormente por condiciones de trabajo insalubres, léase carencias o insuficiencias vinculadas más que nada a fallas institucionales, aunque también, al tipo de tarea que se efectúa. En 1994 el Instituto Nacional de Compensaciones del Trabajo de USA afirmó que la profesión médica se encuentra entre las cinco más estresantes.

Hace muchos años se hizo popular con la denominación de "Enfermedad de Tomás", una especie de apatía profesional, la cual debía su nombre a una supuesta analogía con el personaje central de La insoportable levedad del ser, la novela de Kundera. No obstante, generalmente se la identifica fácilmente bajo la denominación de síndrome burnout.

Sintomatología del síndrome burnout

En el área del cuerpo:

Fatiga crónica, tensión muscular, gastritis, úlcera, cansancio y malestar general, cefaleas, taquicardia, trastornos del sueño, soriasis, picos de hipertensión, algias osteomusculares, visión borrosa, sensación de mareo, dificultades sexuales. (1)

En el área psicológica:

Depresión, crisis de ansiedad, anhedonia, obsesiones y fobias, aburrimiento y actitud cínica, ironía, ideas de muerte, sentimientos de fracaso e impotencia, sensación de persecución, dificultades de concentración, sentimiento de omnipotencia, cambios de humor, expresiones de crueldad, distanciamiento afectivo como forma de protección del yo, rumiación de las situaciones temidas o de las conductas de escape o evitación, distorsiones cognitivas como: personalización (el sujeto se ve como la causa de un hecho que es externo a él), sobregeneralización (un solo hecho negativo es interpretado como modelo de derrota) y abstracción selectiva (escoge sólo un detalle que oscurece la visión de la realidad).

En el área de la conducta:

Irritabilidad, impaciencia, conflictos con compañeros, interacciones hostiles y mayor incidencia de conductas violentas, baja tolerancia a la frustración, comunicaciones deficientes, incapacidad de acción, superficialidad en el contacto con el otro, ausentismo y rotación, impuntualidad, conductas adictivas y evitativas, automedicación, intentos de suicidio y otros comportamientos de alto riesgo, así como el abandono de la profesión.

Con respecto al trabajo en sí, se va a ver reflejado en un distanciamiento extremo respeto del paciente así como en "deficiencia en la toma de decisiones y procesar informaciones, ausentismo, tendencia a accidentes, sentimientos de insatisfacción y culpa por estar emocionalmente exhausto o por tratar al paciente como un objeto". (28)

Se origina en un complejo proceso de identificación con la angustia del enfermo y de sus familiares, por la reactivación de sus conflictos personales y la frustración de sus perspectivas diagnósticos-terapéuticas con respecto al padecimiento del enfermo.

Hay ciertas representaciones sociales de lo que implica "ser Médico". Siempre se ha hablado del rol médico como un apostolado, negándose la definición de trabajador, debido en parte a que se trata de una elección sustentada en el campo del deseo.

La interacción entre las expectativas sociales y la personalidad individual produce unas imágenes acerca del desempeño de su rol que el médico introyecta. La constitución de la personalidad profesional incide de esta manera en el desarrollo y equilibrio del YO personal creando en muchos casos zonas de conflicto, que en niveles intensos implica una pérdida de ilusión y una pérdida de vocación.

El síndrome Burnout es un síndrome insidioso, se impregna paulatinamente y va oscilando con intensidad variable dentro de una misma persona, tratándose de un proceso cíclico. Tiende a negarse ya que se vive como un fracaso profesional y personal; siendo los compañeros quienes primero lo detectan. Tiene implicaciones altamente nocivas para el profesional, su familia, el paciente y la institución.

MARCO CONCEPTUAL

Teniendo en cuenta la Teoría de la Crisis observamos que, a lo largo de la vida el individuo enfrenta siempre situaciones que requieren la resolución activa de problemas, generándose un desequilibrio entre la dificultad y la importancia del problema y los recursos de los que se dispone inmediatamente para enfrentarlo, lo que compromete al mantenimiento de la integridad del organismo pudiendo asociarse a sentimientos de malestar y esfuerzo subjetivos.

Cada crisis representa una situación nueva que implica nuevas fuerzas, tanto internas como externas y el desenlace depende de las elecciones activas y/o azarosas, el estado corporal del individuo en ése momento, los aspectos puramente fortuitos de la evolución de la dificultad externa, la disponibilidad de recursos sociales, el sistema de comunicación del medio, la personalidad del individuo.

La nueva estructura de superación que el sujeto elabora cuando atraviesa una crisis, pasa a ser una parte integral de su repertorio de respuestas para la resolución de problemas y crece la posibilidad de que enfrente en forma eficaz los riesgos que se le presenten en adelante.

El hombre no enfrenta sólo una crisis, lo hace ayudado u obstaculizado por quienes lo rodean y estas influencias interpersonales exigen la necesidad de hallar soluciones mutuamente satisfactorias en situación múltiple de elección. Por ello cada crisis representa tanto la oportunidad de un desarrollo, como el peligro de un deterioro psicológico. (28)

Una respuesta organizada desde el sistema de salud debería ayudar a los individuos a enfrentar constructivamente sus crisis evolutivas y accidentales. En el caso de éstas últimas el objetivo debe ser modificar aquello que pudiera producir un impacto traumático.

Un modelo conceptual de enfermedad: Considerando que quien enferma es un hombre, una unidad bio-psico-social, un sujeto que posee capacidades y recursos, que puede ser protagonista de sí mismo, que la enfermedad puede ser su forma de expresarlo y la oportunidad de significarla o un riesgo de disminuir su calidad de vida o morir.

La enfermedad como padecimiento, conforma inevitablemente un acontecimiento psicológico y ya que puede ser comunicable, transferible, capaz de despertar afectos y cambios en el otro, constituye además un acontecimiento social.

La enfermedad somática tiene un significado, de modo que quien enferma no es un cuerpo, es una persona que posee una historia que a su vez determina una forma particular pato-somática (28).

El estrés es el punto de encuentro entre lo biológico y lo psicológico; nos lleva a pensar en una concepción salud-enfermedad como proceso y considerar el tema de la fatiga acumulada, residual, la que va predisponiendo que aparezcan otras enfermedades.

Los médicos no están siempre preparados para afrontar las tensiones que surgen en el campo de batalla que supone el ámbito hospitalario. El médico es más vulnerable de lo que se cree o reconoce ser. Su omnipotencia, en ocasiones, le juega una mala pasada.

MATERIALES Y MÉTODOS

Para la recogida de datos, se utilizó la técnica de entrevista a través de una encuesta anónima y voluntaria consistente en preguntas abiertas de opción múltiple.

El trabajo de campo se ha llevado a cabo en un hospital del conurbano bonaerense - HIGA "Dr. Prof. Luis Güemes" sito en la localidad de Haedo- en el cual se trabaja cotidianamente en situaciones de alto riesgo, por tratarse puntualmente de un hospital de agudos en nivel 4.

Fueron analizadas cuali y cuantitativamente encuestas sobre una población de profesionales y técnicos de la salud, a partir de una muestra estadísticamente significativa (347): 147 médicos, 100 enfermeros, 5 psicólogos, 4 nutricionistas, 9 bioquímicos, 9 técnicos de diagnóstico por imagen, 7 instrumentadoras quirúrgicas, 11 técnicos de laboratorio, 6 técnicos en esterilización, 7 electrotécnicos, 9 técnicos de distintas especialidades, 6 voluntarias, 6 ayudantes de cocina, 2 camilleros, 7 docentes de guardería, 12 visitadores médicos. Además se tomó una muestra de 54 empleados administrativos que se desempeñan en diversos sectores del hospital.

El estadístico utilizado fue el porcentaje. Las variables analizadas fueron: profesión, especialidades, sexo, guardias, años de ejercicio de la profesión.

Método: descriptivo, observacional.

HIPÓTESIS

A partir de la observación sostenida, en la atención de consultas y/o tratamientos psicológicos a médicos, enfermeros y personal sanitario en general, se construye la idea que los niveles tan elevados de stress detectados en esta población, se deben preponderantemente al entrecruzamiento de factores socioeconómicos.

OBJETIVOS

Determinar si el elevado nivel de stress que presentan los integrantes del equipo de salud de la Institución se debe a la prevalencia de factores socioeconómicos o se vincula a variables personales (factores psicológicos y recursos de afrontamiento).

PROPÓSITOS

*Concientizar acerca del síndrome burnout, para ayudar a su diagnóstico precoz así como evitar su desarrollo y agravamiento.

*Facilitar estrategias de afrontamiento y ayudar a que no se rompan los mecanismos de resistencia.

*Poner en relevancia el valor social del trabajo en el ámbito de la salud.

*Contribuir a las negociaciones entre autoridades gubernamentales y sindicales que, se traduzcan en beneficios para los agentes de salud.

ENCUESTA

EDAD:.......SEXO:............ E. CIVIL:.. HIJOS:..................................
PROFESIÓN:....................................AÑOS DE EJERCICIO PROFESIONAL..............................

¿Siente que hay situaciones que lo estresan considerablemente dentro del ámbito laboral?

SI	NO

Podría señalizar cuáles

Situaciones de injusticia ☐ Baja remuneración ☐
Conflictos con compañeros ☐ Exceso de trabajo ☐
Conflictos con superiores ☐ Competitividad ☐
Diversificación de tareas ☐ Exceso de carga horaria ☐
Juicios por mala praxis ☐
Otros...

¿Disfruta en la realización de su tarea? Siempre☐ Generalmente ☐ Pocas Veces ☐ Nunca ☐
¿Volvería a elegirla? ....
¿Porqué? ....
Acorde a las vivencias profesionales, alguna vez se planteó abandonar la profesión ?

SI	NO

En caso que la respuesta sea positiva, ¿Porque cree que no lo hizo? Marque aquéllo que corresponda.

Razones Económicas	Temor a defraudar A mi familia	Temor a defraudarme a mi mismo	Para dar ejemplo A mis hijos	Otros (Especificar)

¿Vive situaciones estresantes dentro del ámbito personal? Marque con una "X" lo que corresponda

Con su pareja	Su/s ex- pareja/s	Con sus hijos	Con sus padres	Con sus vecinos	Con otros

Marque con una "X" lo que corresponda

	Nunca	Ocasionalmente	Frecuente	Siempre
Bebe alcohol				
Bebe café				
Hace deportes				
Se automedica				

Marque con una "X" lo que corresponda
Cantidad de cigarrillos que fumo por día

Menos de 10	Entre 10 y 20	Más de 20	No fumo

¿Dónde realiza mayor cantidad de hs. de trabajo por día? Marque una sola opción con "X"
Asistencia Clínica ☐ Docencia en Institución pública ☐
Asistencia Clínica en Institución pública ☐ Docencia en Institución privada ☐
Asistencia Clínica en Institución privada ☐ Jefatura o gerenciamiento ☐
Jurídica ☐ Investigación ☐
Laboral ☐ Otras ☐
Guardia ☐

Agregue lo que corresponda
¿Cuántas horas diarias le dedica a la actividad profesional ?..
¿De cuánto tiempo libre por día dispone?(Horas o minutos)..
¿En qué ocupa su tiempo libre? ....
..
¿Tiene algún hobby? ....¿Cuál?..

Marque con una "X" lo que corresponda
Tuve licencia laboral por (Indique cuál fué la patología) ....

Más de 6 meses	1 año	Más de 1 año	NO

Marque con una X si tuvo o tiene alguna de éstas enfermedades, si las tuvo o tiene antes o después de ejercer la profesión. Marque con una X si las que tuvo o tiene, las consultó y con quien.
Coloque en las señaladas quien las tiene o tuvo en la familia (línea paterna o materna).

	EJERCICIO DE LA PROFESION				CONSULTAS				LINEA	
	Tengo	Tuve	Antes	Durante	Médico	Psicólogo	Otras	Ninguna	Paterna	Materna
Dispepsia										
Depresión										
Fobias										
Ansiedad										
Alergia										
Ulcera gastroduodenal										
Obesidad										
Colon irritable										
Cardiopatía										
Constipación										
Hérnea										
Ideas de muerte										
Intentos de Suicidio										
Insomnio										
Enfermedades de piel										
Enfer. respiratorias										
Gastritis										
Hipertiroidismo										
Hipotiroidismo										
Hemorroides										
Colesterol/Dislipidemia										
Contracturas										
Tumor benigno de										
Tumor maligno de										
A. C. V.										
H.T.A.										
Disfunción sexual										
Jaquecas										
Bronquitis										
Enfermedad hepática										
Diabetes										
Anorexia/Bulimia										
Anemia										
Fibroma										
Otras										

CAPÍTULO VIII
MUESTRA DE MÉDICOS

ENFERMEDADES OBSERVADAS EN MÉDICOS

Del total de médicos encuestados (147) -de ambos sexos- un elevado número - 55%- refiere padecer síntomas en el área psíquica; sin embargo, sólo el 26% de éstos, ha realizado consultas de la especialidad.

Resulta significativo que, el 100% de quienes hicieron intentos de suicidio (en ciertos casos, de manera reiterada), nunca realizaron consultas a profesionales del área de salud mental. Por otra parte, sólo el 50% de quienes actualmente tienen ideas de muerte, o las tuvieron en el pasado, realizaron consultas de la especialidad y/o tratamiento psicológico o psiquiátrico.

El 15% ha manifestado tener dos o más síntomas en el área psicológica y el 17% manifiesta tener, al menos en un nivel consciente, un sólo síntoma psíquico.

El hecho de que sólo el 26% haya realizado consultas de la especialidad, se vincula a diversos factores entre ellos, la automedicación sumado a la omnipotencia y la negación, como rasgos de personalidad.

El 14,2% del total de médicos encuestados, tiene alguna experiencia de tratamiento psicológico, observándose mayor demanda de consulta en las mujeres es decir, el 17,5%, siendo en los hombres del 12,2%.

Los motivos de consulta Psicológica observados en la población de Médicos son:

Ansiedad-------------- 47,6%
Depresión------------- 42,8%
Fobias-------------------23,8%
Ideas de muerte-------19%
Insomnio----------------14,2%
Dispepsia----------------9,5%
Alcoholismo-------------4,7%
Obesidad-----------------4,7%

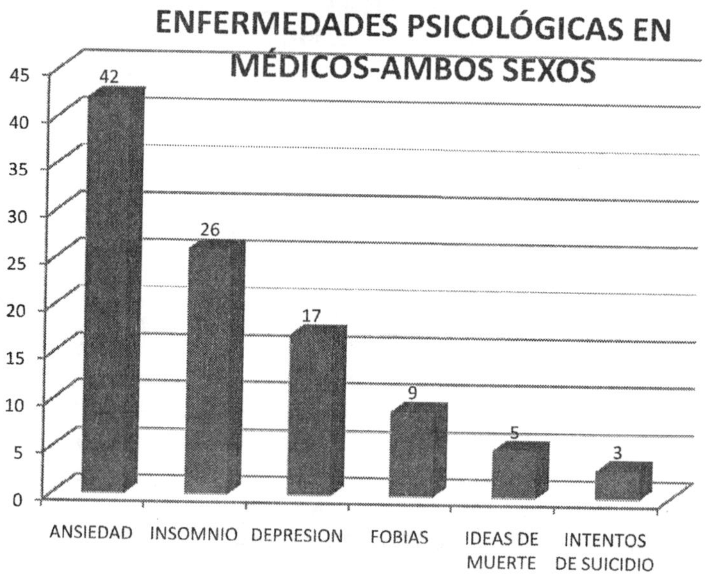

Gráfico 1- Enfermedades Psicológicas en Médicos- Ambos sexos.

Diferencias de género

En la población médica se viene produciendo un cambio significativo que tiene que ver con la feminización de la medicina en el cual, el 80% de quienes egresan de las facultades de medicina son mujeres.

Se podría inferir que tal fenómeno tiene que ver con los bajos sueldos que percibe esta población, teniendo en cuenta que el hombre siente que su familia y la sociedad aún esperan de él, que sea el mayor sostén económico de su familia, lo cual lleva al médico hombre, a inclinarse a buscar trabajos mejor remunerados.

Históricamente las especialidades médicas tales como cirugía o traumatología es decir, las llamadas "duras", eran elegidas por hombres; las mismas implicaban como cualidad para poder ejercerse, de una cuota importante de agresividad y por otra parte, para la mujer médica, las elecciones posibles quedaban reducidas a clínica médica, obstetricia y pediatría. Esta cuestión, también hoy está cambiando y podemos ver cómo la mujer médica acorde a los cambios sociales, se anima cada vez más, a elegir especialidades que antes eran sólo masculinas, se anima a la toma de decisiones difíciles, a enfrentar familias querellantes, a ocupar cargos de poder.

En este estudio, la mayoría de las consultas realizadas por médicas mujeres se debieron a depresión (el 60%), mientras que los hombres consultaron más por ansiedad (el 54,5%).

De las consultas por ideas de muerte, el 75% fueron realizadas por médicos hombres, asimismo el 100% de las consultas por insomnio y alcoholismo.

La mujer médica consulta más (17,5%) que el hombre (12,2%), probablemente éste hecho, se deba a factores psicológicos y culturales que habilitan a la mujer a ser más comunicativa y pedir ayuda a tiempo.

Se observa asimismo que, en la mujer se acentúa mucho más el insomnio como síntoma (36%) en relación al hombre (16%).

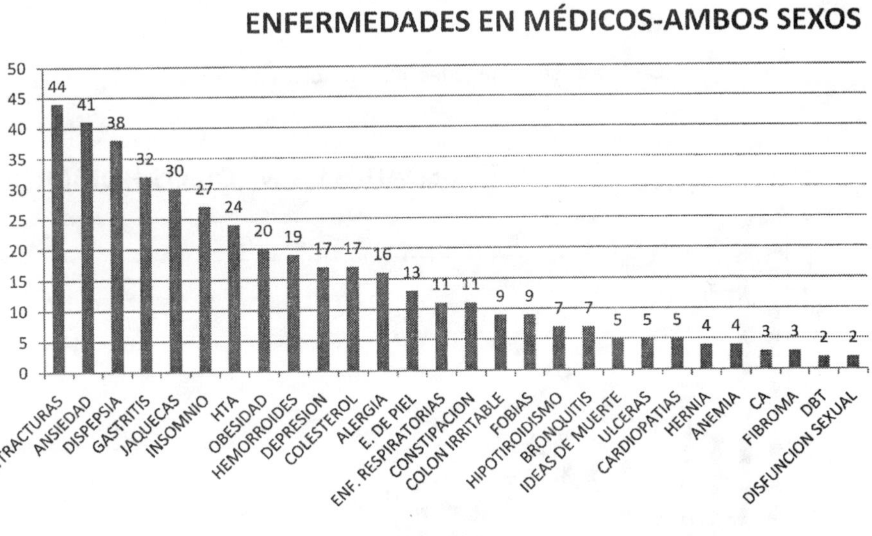

Gráfico 2

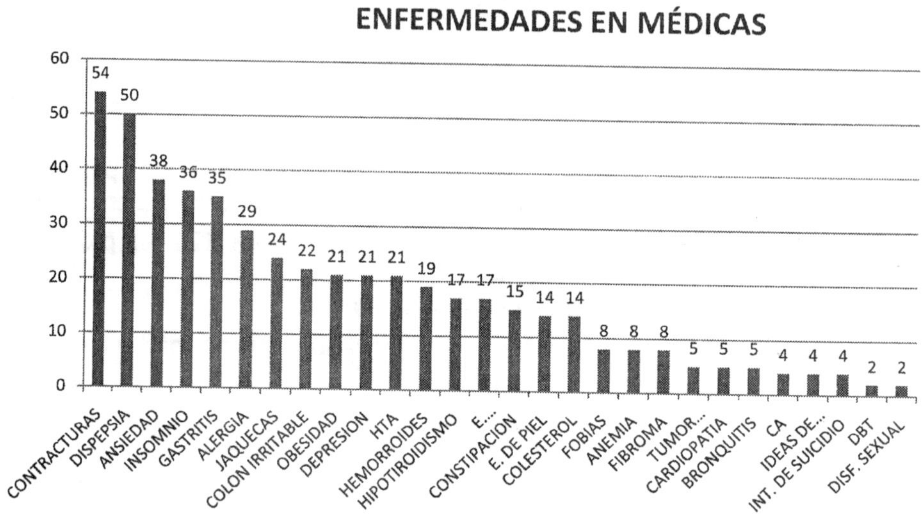

Gráfico 3- Enfermedades más notables en Médicas

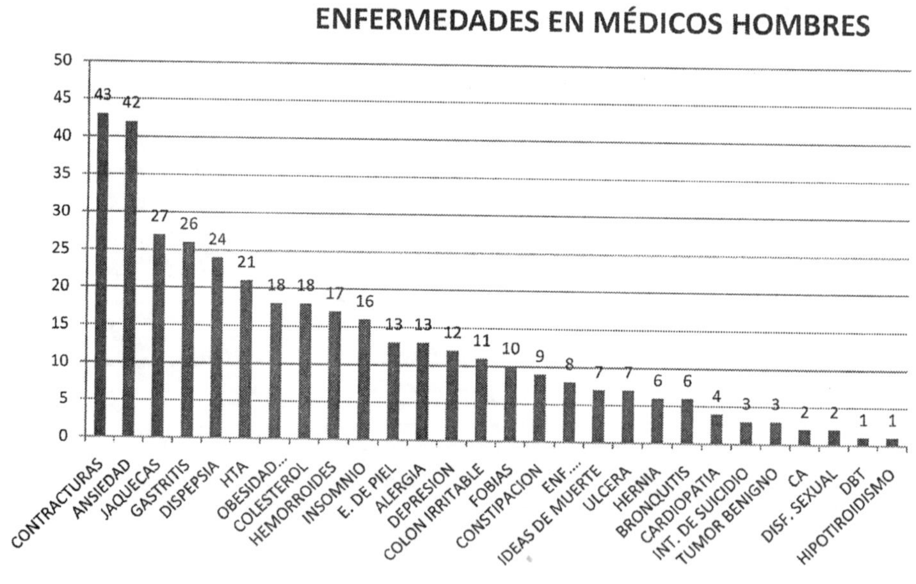

Gráfico 4- Enfermedades más frecuentes en Médicos Hombres

Algunos datos significativos

Del total de médicos encuestados vemos que, el 25% disfruta siempre en la realización de su tarea; el 56% encuentra que, generalmente disfruta de la misma, mientras que el 18,3% manifiesta que, logra disfrutar pocas veces de su profesión.

Asimismo, el 32% en algún momento de su recorrido hospitalario, se replanteó la posibilidad de abandonar la profesión.

Las causas que los motivó a seguir sosteniéndola fueron diversas:

-Razones económicas---------------------------------61%

-Temor de defraudarse a sí mismo------------------ 31%

-Temor de defraudar a su familia-------------------- 7%

-Para dar ejemplo a sus hijos------------------------ 5%

Aquí podemos inferir que, el factor económico tiene mucho peso en la población médica, especialmente si se compara con el resto de las muestras.

Se ha observado que los médicos que integran el servicio de cirugía cardiovascular, en los cuales la elección de su carrera inicialmente había sido claramente vocacional (100%), han manifestado además que, volverían a elegir aún hoy la misma carrera (100%). Sin embargo aun así, el 50% de éste servicio se replanteó abandonar la profesión.

Lo mismo sucede con el servicio de Gastroenterología en cuyos integrantes también se observa una fuerte elección y tendencia vocacional (100%) a diferencia que, sólo el 25% en éste servicio, se replanteó abandonar la profesión.

En ambos servicios, han señalado no haberlo hecho por temor a defraudarse a sí mismos, lo cual da cuenta de alguna manera del conflicto interno, así como también de una fuerte identidad vocacional.

Otro dato significativo se observa en el servicio de Unidad de Terapia Intensiva, en el cual y pese a que el 40% de los integrantes encuestados en éste servicio, se replanteó abandonar la profesión en algún momento, el 100% del grupo, manifestó su deseo de volver a elegirla, redefiniendo de éste modo su vocación.

Con idea de evaluar antecedentes de enfermedad familiar en el área Psicológica, fueron evaluadas la línea materna y paterna, obteniéndose los siguientes resultados:

Líneas	Ansiedad	Depresión	Insomnio	Fobias	Ideas de muerte	Int. Suicidio
MATERNA	16,1%	28%	10,2%	10,2%	0%	0%
PATERNA	4,8%	12%	5,1%	5,1%	0%	0%
TOTAL	20,9%	40%	15,3%	15,3%	0%	0%

Gráfico 5

Como podemos ver, no es muy significativo el peso del antecedente familiar, como generador de enfermedad psicológica en ésta muestra. Puede verse claramente que ninguno, de quienes tienen o tuvieron ideas de muerte o han hecho intentos de suicidio, tiene antecedentes en su familia de tales síntomas, pese a que el 40% tiene antecedentes familiares de depresión.

Comparación según años de ejercicio profesional

Los datos comparativos según años de servicio, muestran con claridad cómo van en aumento las patologías cardíacas, a medida que el profesional tiene más años de ejercicio del rol profesional.

El mismo fenómeno ocurre con los factores de riesgo coronario que, surgieron en ésta población: HTA- Colesterol- Depresión- Ansiedad- Obesidad-Sedentarismo.

Asimismo se tornan significativos síntomas psicológicos tales como Insomnio, Ideas de Muerte, Intentos de Suicidio y Fobias, cuya tendencia va en aumento. (ver cuadros comparativos- gráficos Nº 6- 7 -8 y 9).

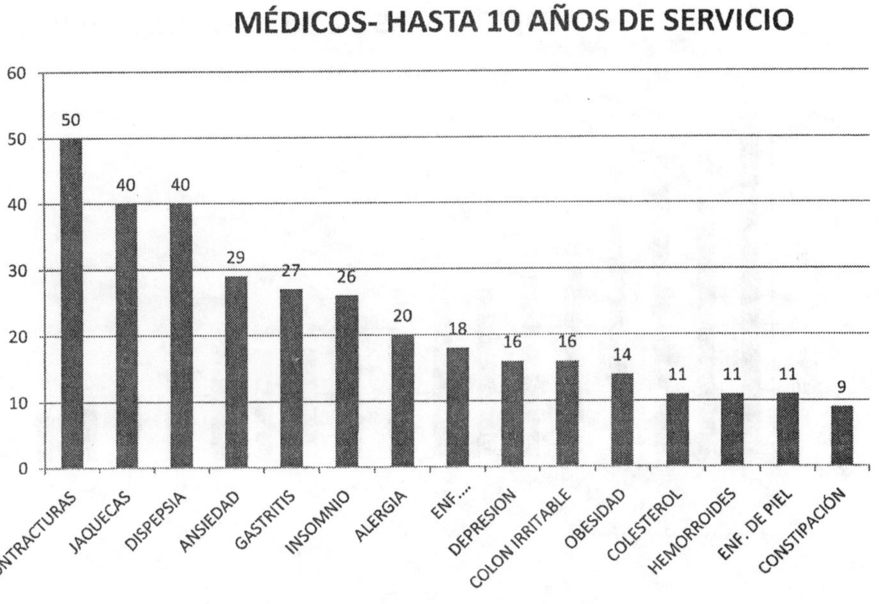

Gráfico Nº 6-

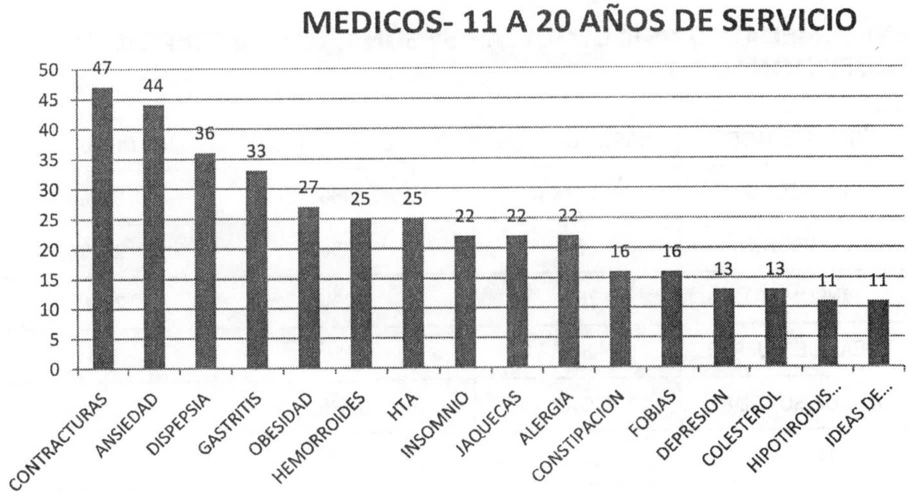

Gráfico Nº 7-

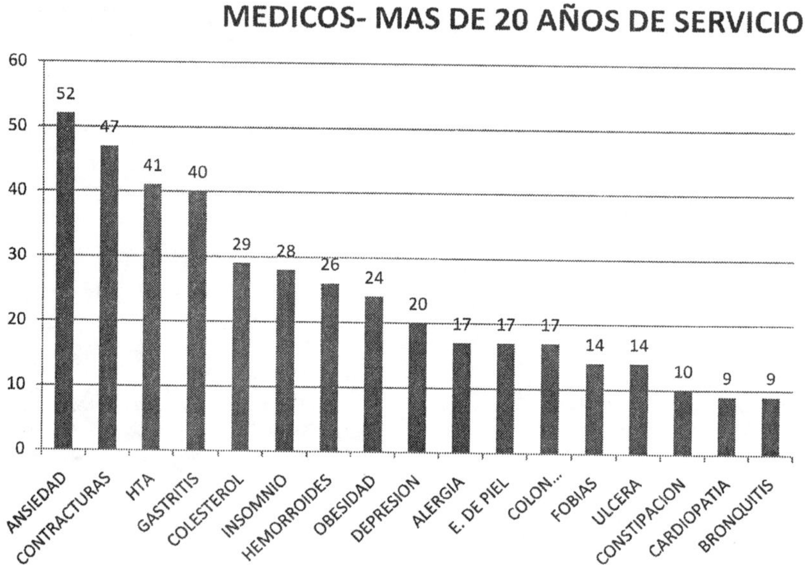

Gráfico Nº 8-

ENFERMEDADES PSICOLÓGICAS SEGÚN AÑOS DE EJERCICIO PROFESIONAL-

ENFERMEDADES	HASTA 10 AÑOS	ENTRE 11 A 20 AÑOS	MAS DE 20 AÑOS
ANSIEDAD	29%	44%	52%
DEPRESION	16%	14%	20%
INSOMNIO	26%	22%	28%
IDEAS DE MUERTE	5%	11%	3%
INT. DE SUICIDIO	0%	5,5%	5%
FOBIAS	2%	17%	14%

Gráfico Nº 9

Vemos como mayoritariamente la tendencia va en aumento.

Espacios de libertad:

Resulta significativo que, si bien el 61,2% de ésta muestra de médicos, tiene algún tipo de hobby, la gran mayoría tienden a ser sedentarios, con excepción de quienes realizan algún tipo de deportes los cuales sólo constituyen el 37,7%.

Aparece como relevante que el 14,4% utilice su tiempo libre para dormir.

Por sobre el total de la muestra de médicos (147), se han observado los siguientes hobbies:

Deportes ------ 37,7%

Lectura -------- 24,4%

Arte ------------20,4%

Estudio -------- 8,1%

Música -------- 7,4%

Cine ----------- 6,8%

Literatura ------2,7%

Jardinería ----- 2,7%

Existen casos individuales o minoritarios que ocupan su tiempo con actividades tales como: football, colección de lapiceras, tiro, moto, internet, cocina, cría de caballos de carrera, naipes, patinaje, TV, yoga, historia y canto.

PERFIL SEGÚN SERVICIOS HOSPITALARIOS

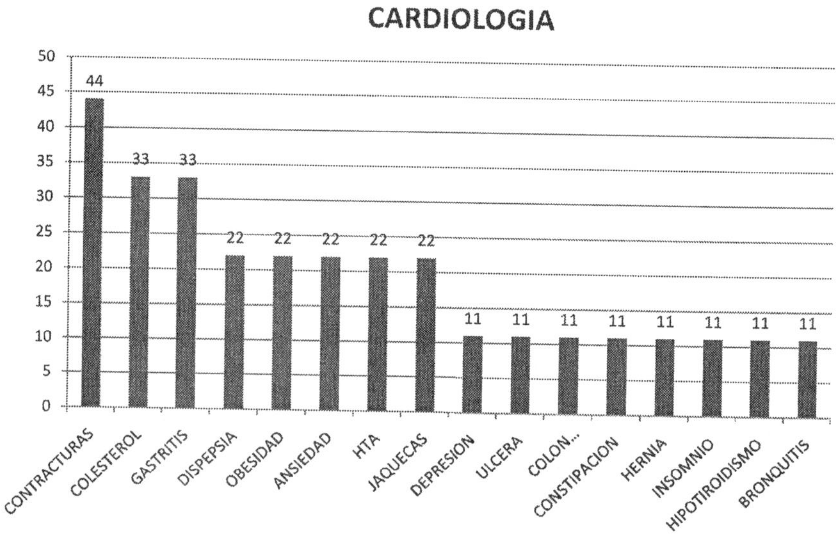

Gráfico Nº 10-

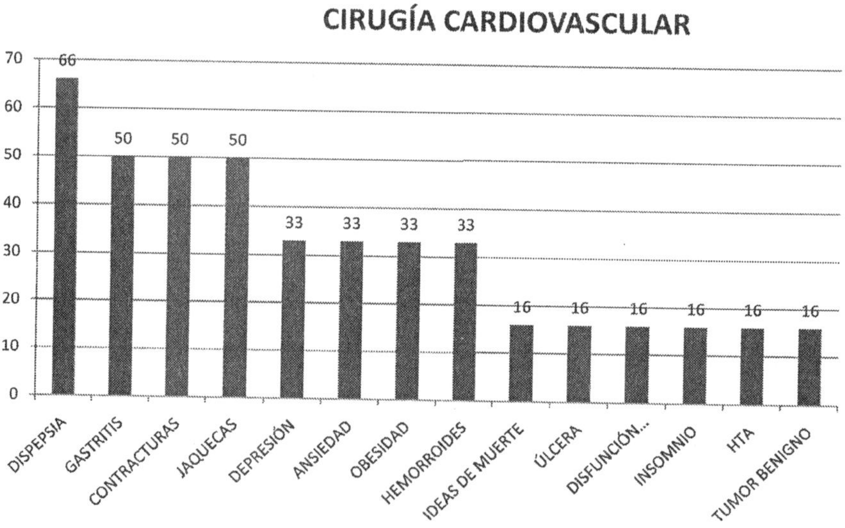

Gráfico Nº 11-

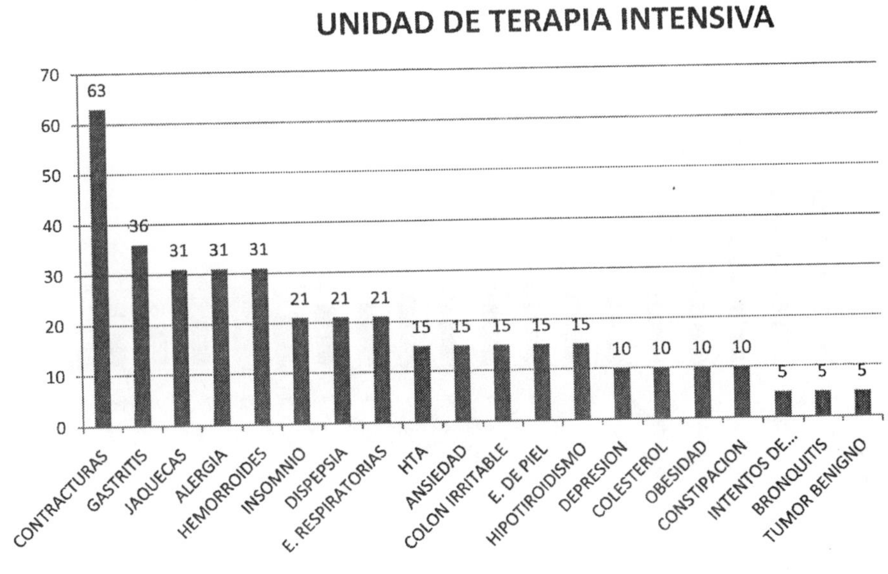

Gráfico Nº 12-

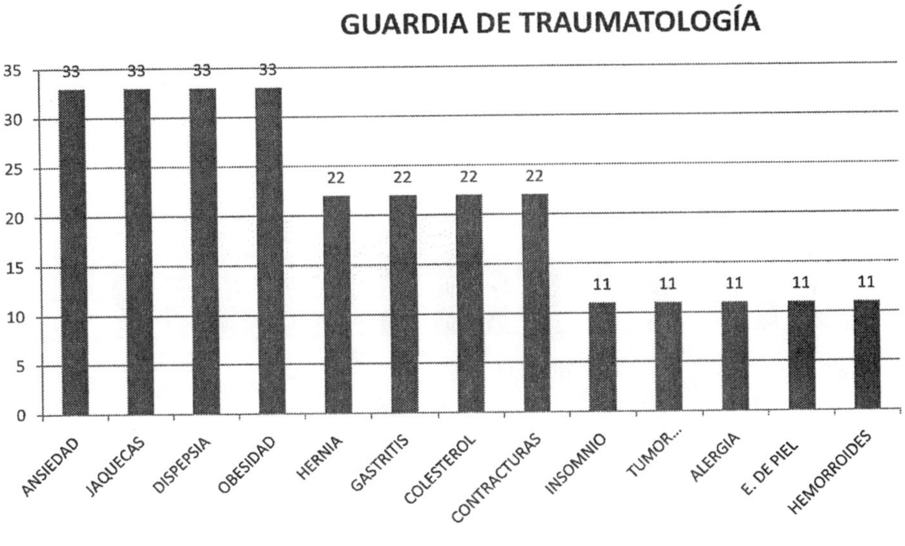

Gráfico Nº 13-

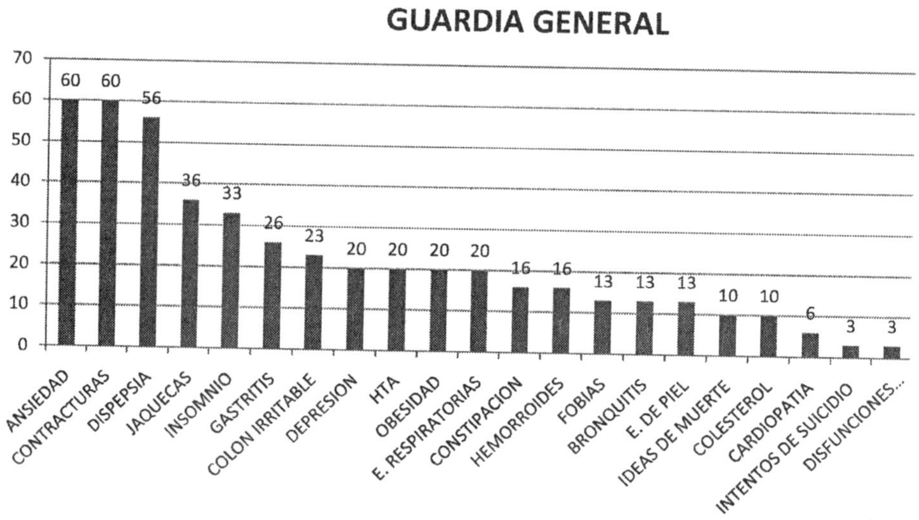

Gráfico Nº 14 -

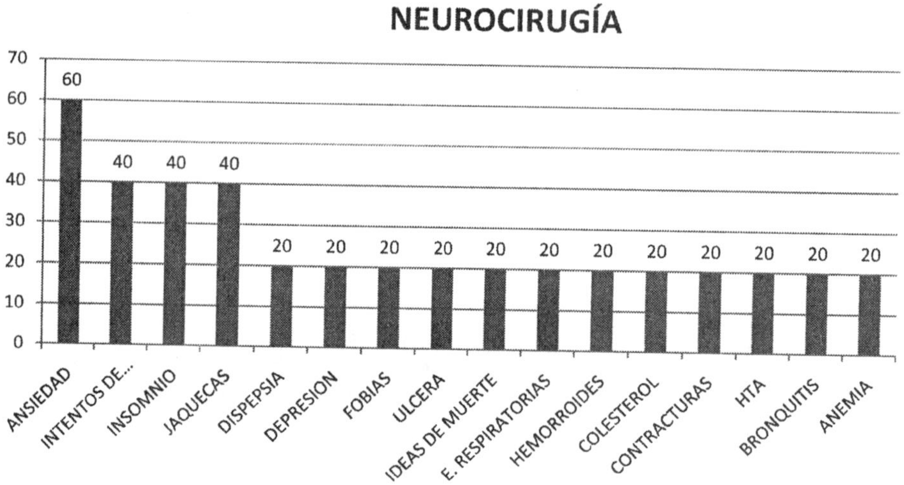

Gráfico Nº 15 -

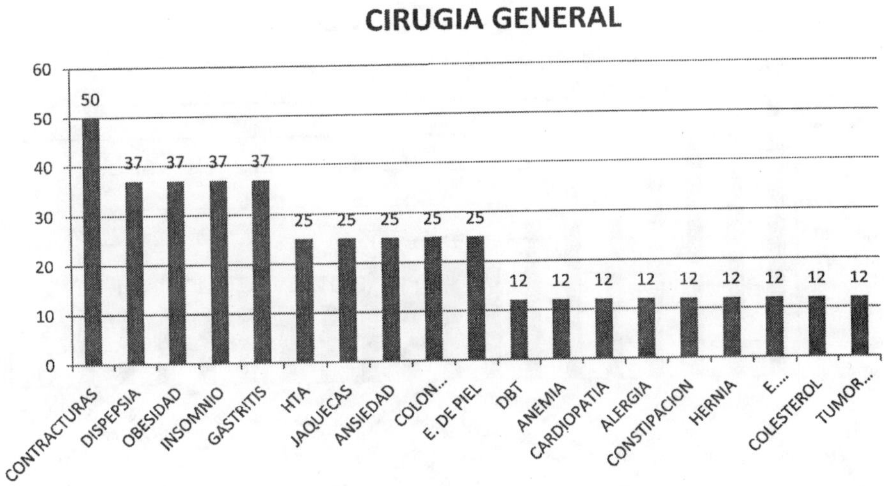

Gráfico Nº 16-

EL QUIRÓFANO COMO ESCENARIO

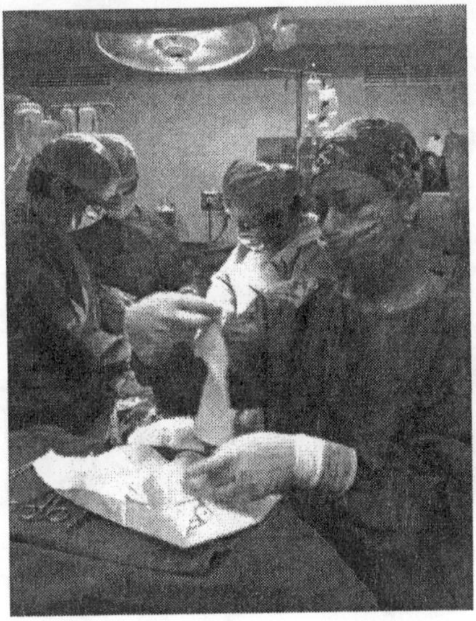

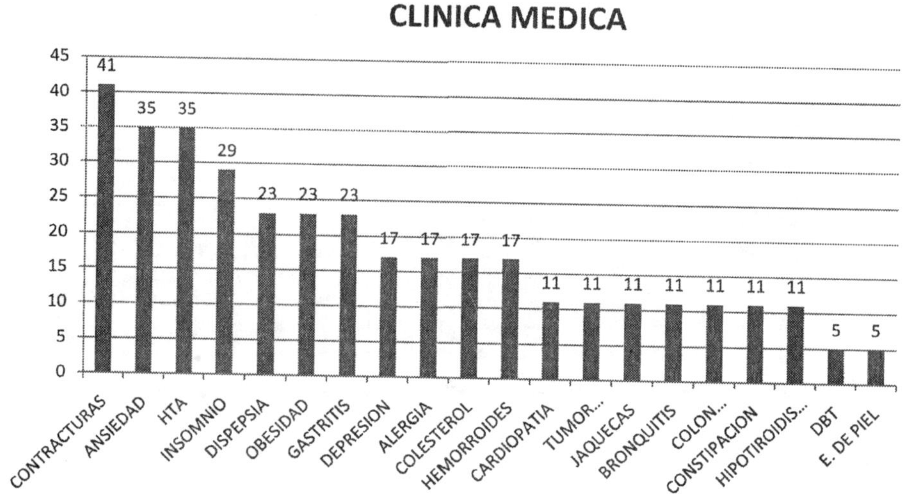

Gráfico Nº 17 -

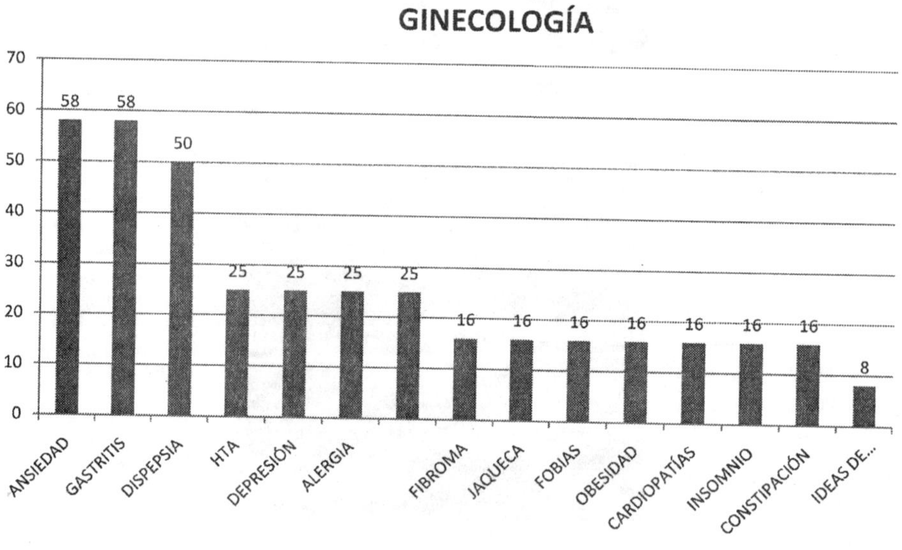

Gráfico Nº 18 -

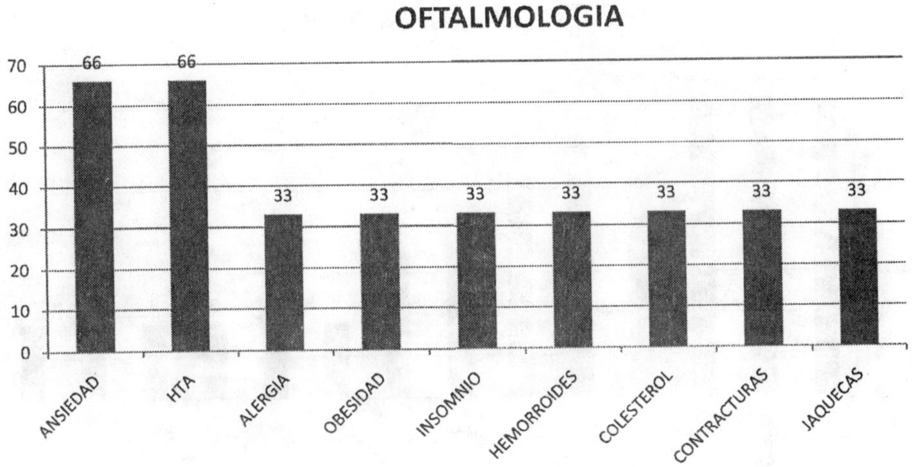

Gráfico Nº 19-

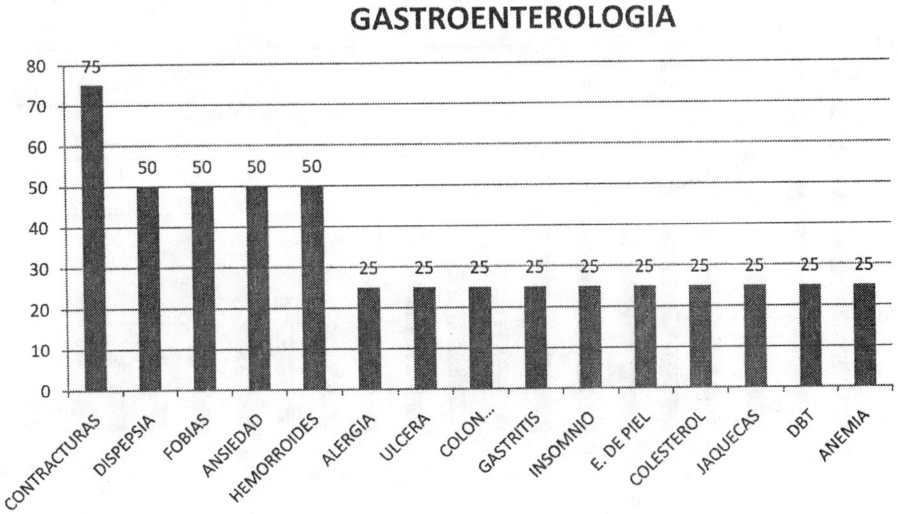

Gráfico Nº 20 -

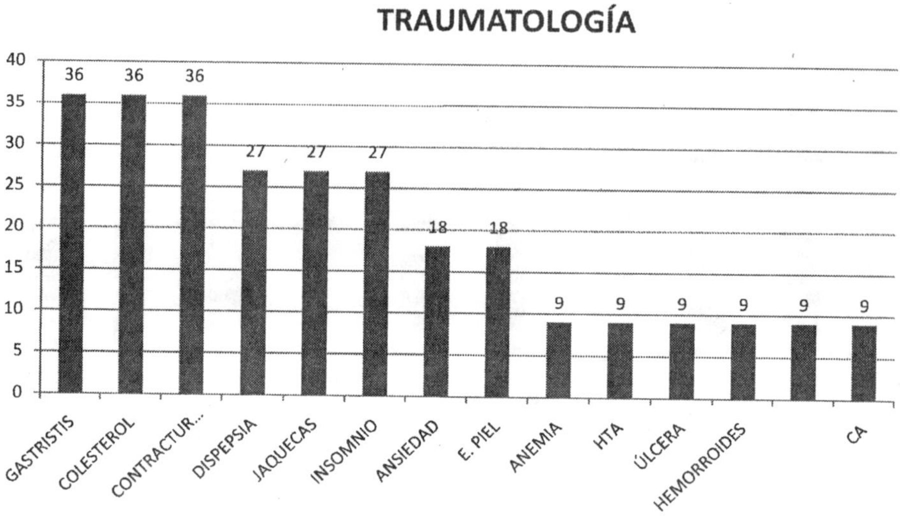

Gráfico Nº 21 -

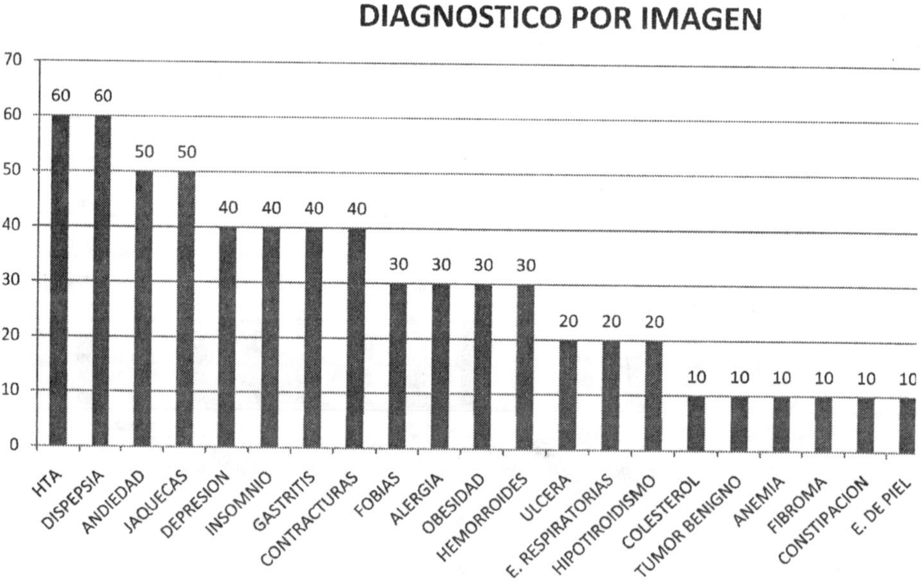

Gráfico Nº 22 –

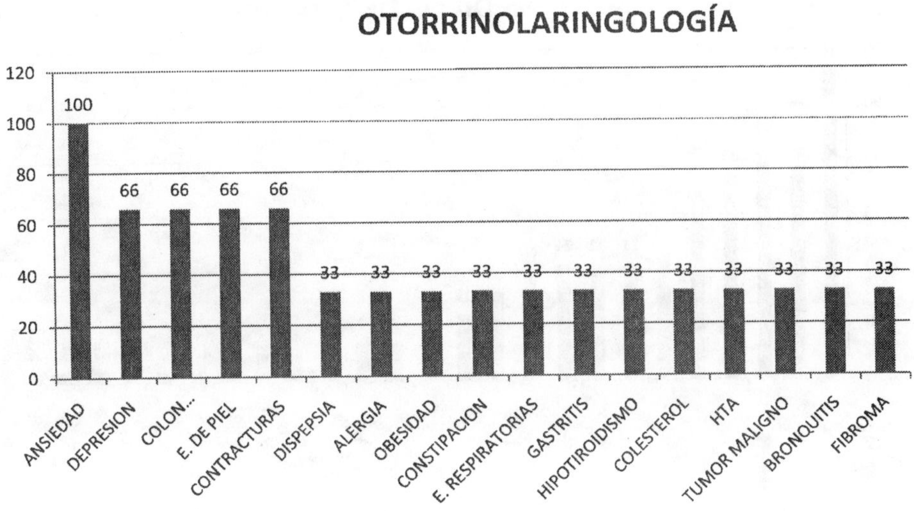

Gráfico Nº 23-

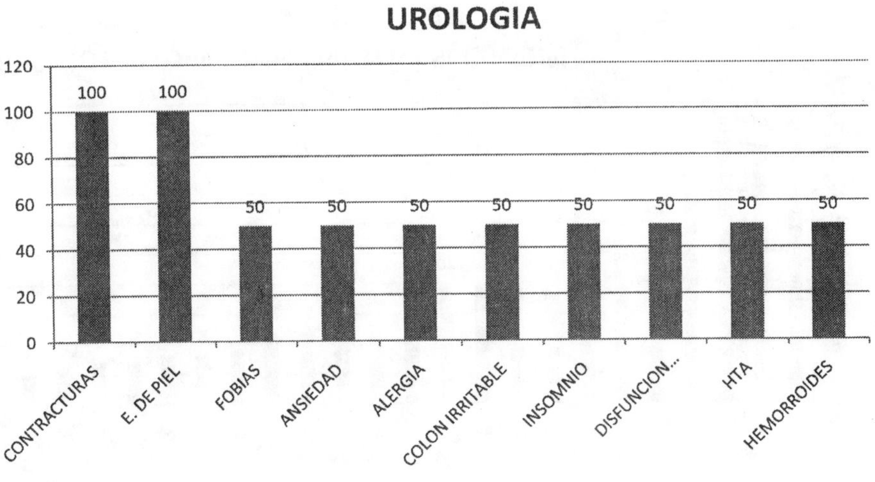

Gráfico Nº 24 -

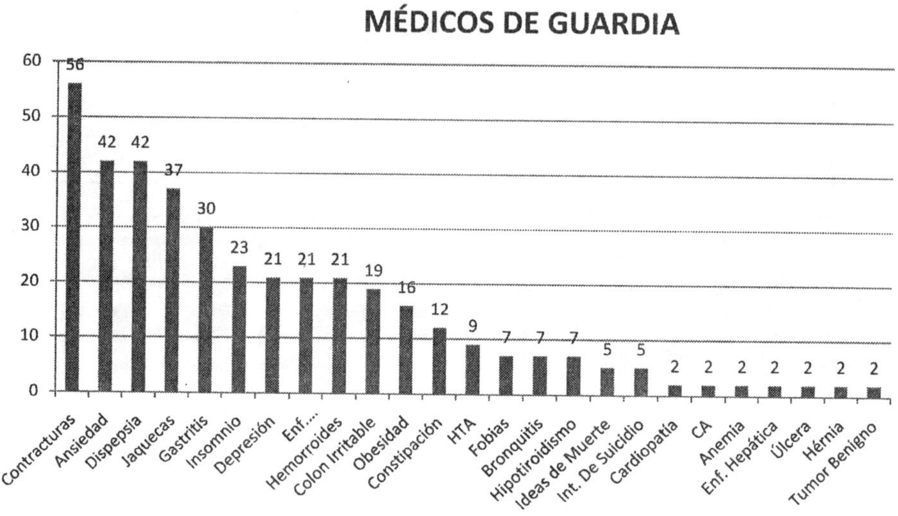

Gráfico Nº 24 a-

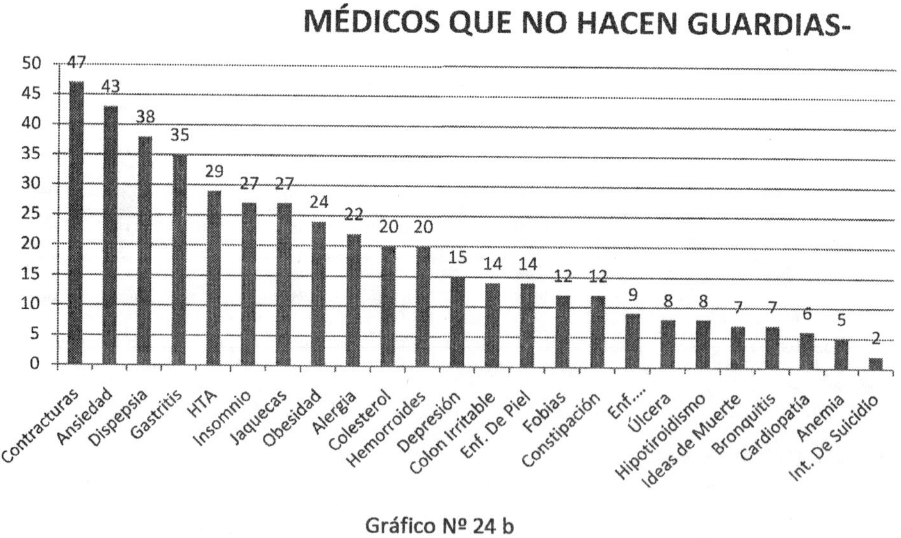

Gráfico Nº 24 b

CAPÍTULO IX
MUESTRA DE ENFERMEROS

ENFERMEDADES OBSERVADAS EN ENFERMEROS

De un total de 100 Enfermeros encuestados de ambos sexos, un número elevado (54%), refiere padecer síntomas en el área psíquica; sin embargo, sólo el 37% de éstos y el 20% por sobre el total, ha realizado consultas de la especialidad.

Se ha observado aquí mayor diversidad sintomatológica por persona, que en la población estudiada de médicos, habiendo manifestado en el área psicológica:

El 20% un sólo síntoma.
El 12% dos síntomas.
El 12% tres síntomas.
El 5% cuatro síntomas.
El 5% más de cuatro síntomas.

Por otra parte, la demanda de consulta Psicológica se encuentra claramente centrada en el sector femenino.

Los motivos de consulta Psicológica observados son:

Depresión--------------------12%
Ansiedad----------------------7%
Fobias--------------------------3%
Intentos de Suicidio---------3%
Insomnio----------------------2%
Ideas de Muerte-------------3%

Alergia------------------------1%
Obesidad----------------------1%
Enfermedades de Piel--------1%

Diferencias de género

El 100% de las consultas a Psicología en ésta muestra, fueron realizadas por mujeres.

Del grupo de Enfermeros hombres, si bien el 19% manifiesta tener síntomas Psicológicos, nunca realizaron consultas de la especialidad.

Las manifestaciones Psicológicas en hombres han sido: Ansiedad (19%), Insomnio (6%), Depresión (6%), Ideas de muerte (6%) y Fobias (6%).

El 100% de las manifestaciones de Intentos de Suicidio pertenecen a la población femenina.

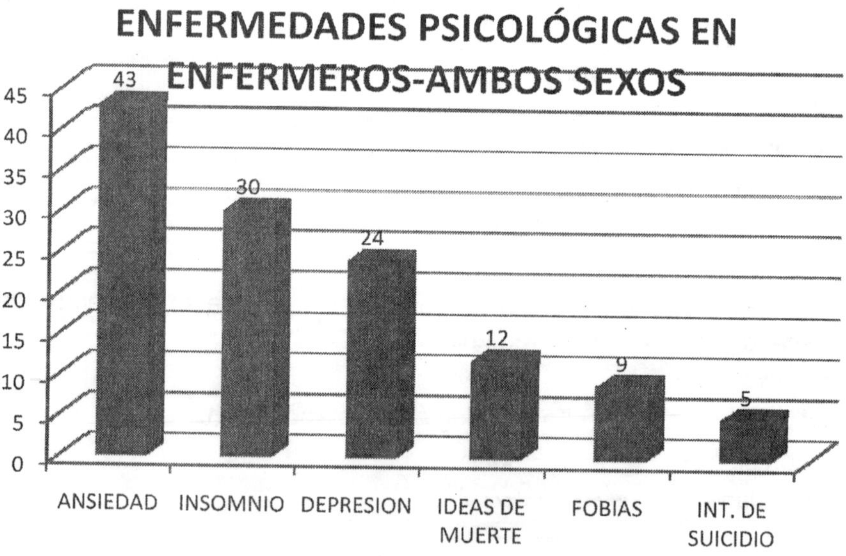

Gráfico Nº 25-

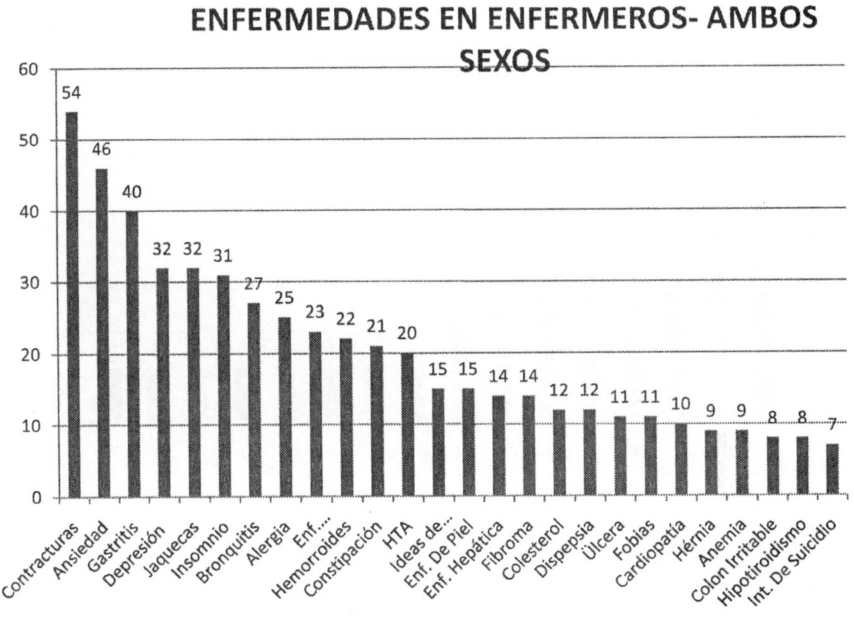

Gráfico Nº 26-

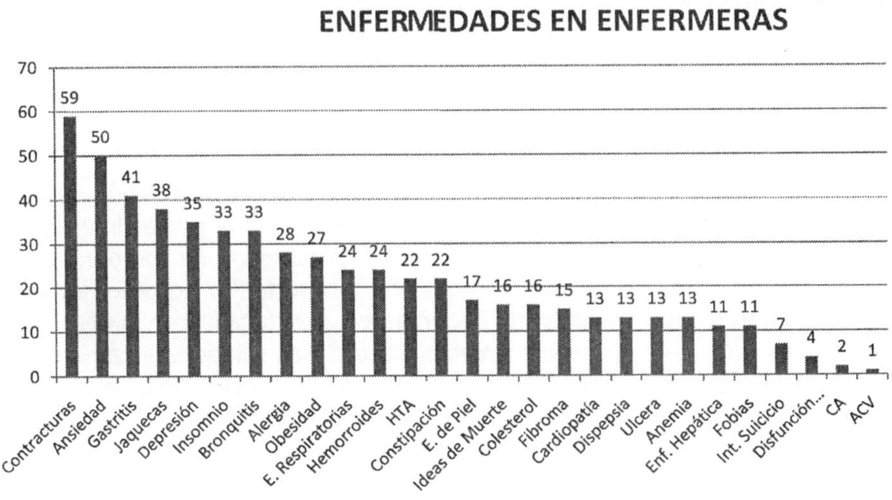

Gráfico Nº 27-

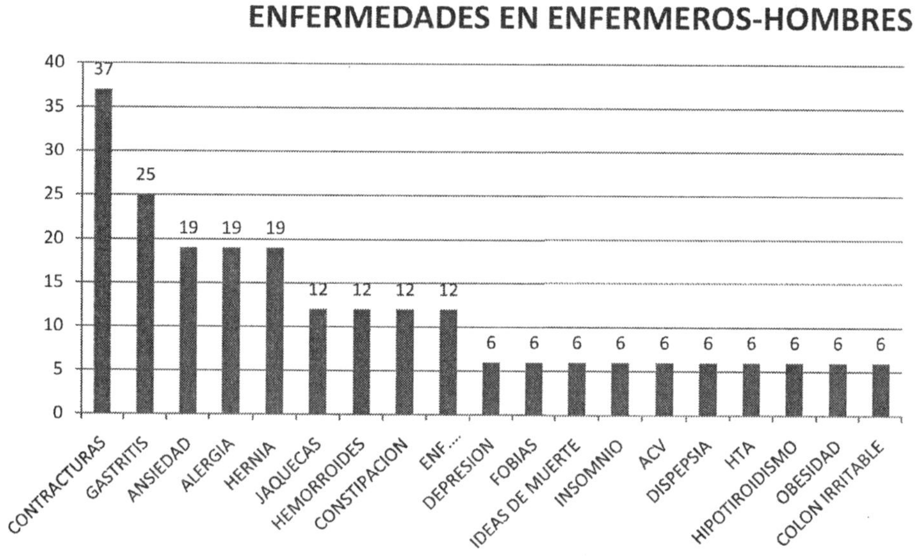

Gráfico Nº 28-

Algunos datos significativos

Del total de enfermeros encuestados vemos que, el 52,2% disfruta siempre en la realización de su tarea; el 37,7% encuentra que, generalmente disfruta de la misma, mientras que el 8,8% manifiesta que, logra disfrutar pocas veces de su profesión.

El 79% de los enfermeros, inició la carrera por clara vocación de ayuda al prójimo, si bien todos estos años, pude observar que generalmente en el campo del deseo de todo enfermero, se encontraba medicina como meta, pero fantasías y temores vinculados al temor de "no poder" o no tener suficiente capacidad intelectual, inestabilidad económica, etc. focalizaron la atención en enfermería como elección más accesible a sus posibilidades y también más cercana al médico. En realidad, por la pronta salida laboral que ofrece, muchas veces no se trata de una carrera susceptible de ser elegida.

Asimismo, el 23,3% en algún momento de su recorrido hospitalario, se replanteó la posibilidad de abandonar la profesión. Esta circunstancia podría deberse a la erosión del síndrome así como también, al hecho que la carrera no logró cubrir la expectativa inicial por cuanto el fantasma último como elección de carrera había sido medicina.

Las causas que los motivaron a seguir sosteniendo la profesión fueron diversas:

- Razones económicas..14%
- Temor de defraudarse a sí mismo.......................... 9%
- Para dar ejemplo a sus hijos................................. 8%
- Temor de defraudar a su familia............................ 3%

Por otra parte, el 41% refiere no vivir situaciones estresantes en el ámbito personal. El resto (59%), manifiesta vivencias estresantes con:

- Su pareja actual 18,8%
- Sus hijos............................ 25,5%
- Sus padres...........................4,4%
- Su/s ex - pareja/s.............. 6,6%
- Su vecinos.......................... 5,5%
- Con otros............................21,1%

Respecto de las conductas adictivas observadas en enfermeros encontramos:

Alcohol.................................2,2%

Café.....................................25,5%

Automedicación.................. 8,9%

Tabaco................................ 41,2%

El 26,6% fuma entre 10 y 20 cigarrillos diarios; el 6% fuma más de 20 cigarrillos diarios; el resto (16%) fuma de manera irregular.

El 58,8% de la muestra no fuma al momento actual. Muchos, lo habían hecho durante un tiempo considerable hasta hace unos años, no pudiéndose precisar esto con exactitud.

Con respecto a la evaluación de antecedentes familiares de enfermedad psicológica en ésta muestra, se obtuvieron los siguientes resultados:

Líneas	Ansiedad	Depresión	Insomnio	Fobias	Ideas de muerte	Int. Suicidio
MATERNA	4%	4%	4%	1%	1%	0%
PATERNA	1%	1%	0%	0%	0%	0%
TOTAL	5%	5%	4%	1%	1%	0%

Gráfico 29-

Del total de Enfermeros encuestados, sólo el 2% manifiesta antecedentes familiares desde la línea paterna y sólo el 8% desde la línea materna, destacándose el bajo porcentaje encontrado.

En el grupo de hombres, no se registró antecedentes familiares de sintomatología psicológica; los porcentajes que pueden observarse en el gráfico anterior, pertenecen a la población femenina de Enfermeros.

Espacios de libertad:

Los hobbies mayoritarios observados en esta muestra fueron:

Lectura ------------------------------ 17%

Música ------------------------------- 11%

Deportes -----------------------------9%

Tejido --------------------------------- 8%

TV ------------------------------------- 5%

Actividades artísticas en general ---- 5%

Existen casos individuales o minoritarios, los cuales ocupan su tiempo libre con actividades tales como: cocina, canto, naipes, pesca, jardinería, actividad espiritual, apicultura, ver películas en su casa, estar con los hijos, tarot, observación de pájaros, incluso hubo quien marcó "dormir" y "trabajar" como hobbies.

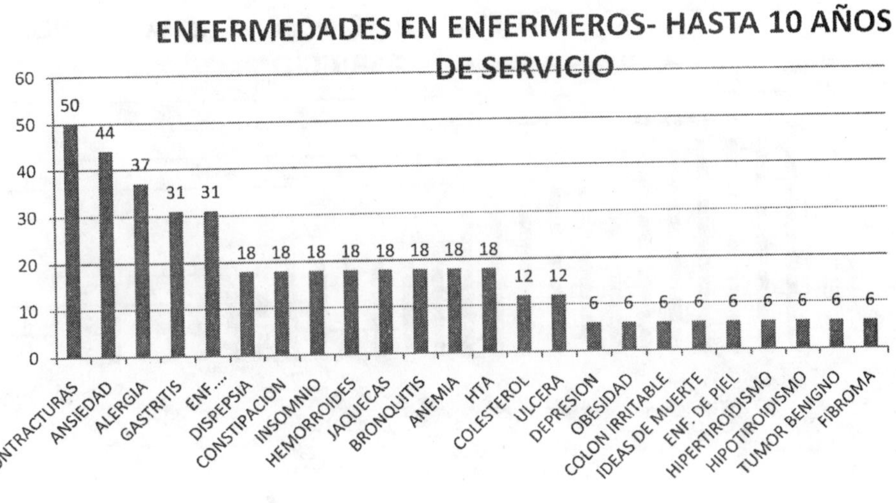

Gráfico Nº 31-

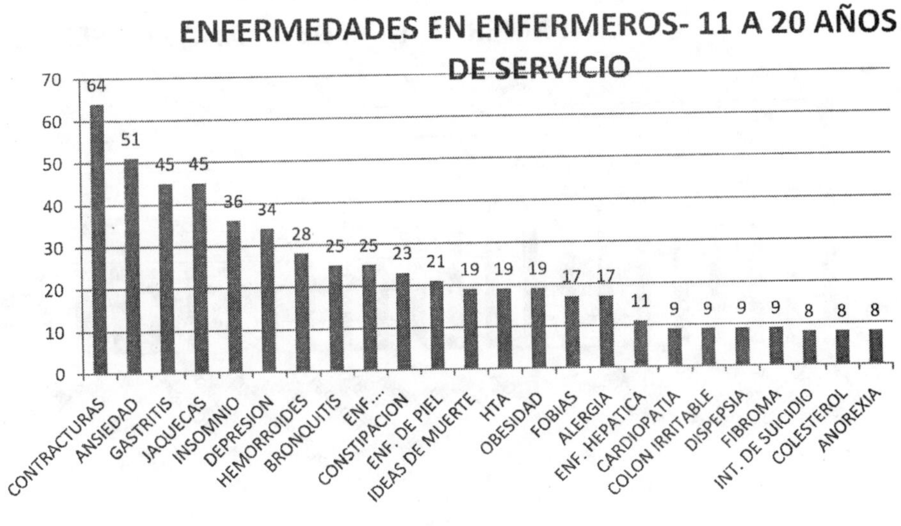

Gráfico Nº 32-

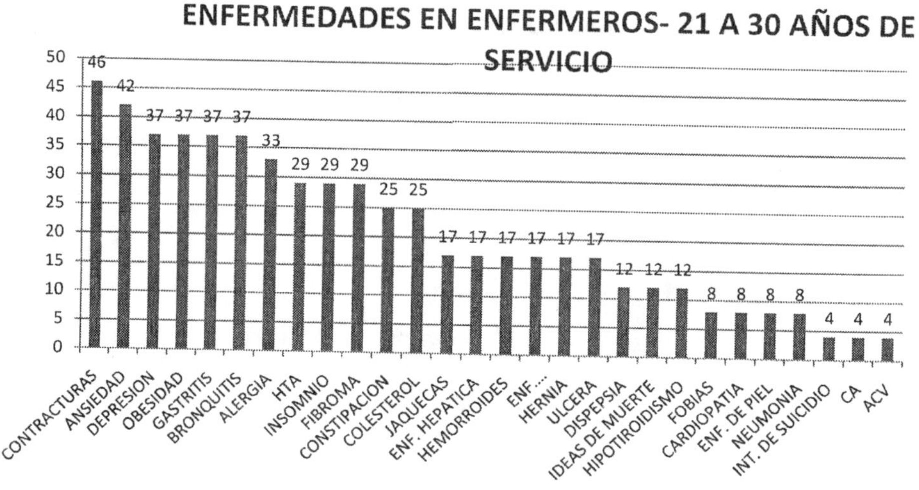

Gráfico Nº 33-

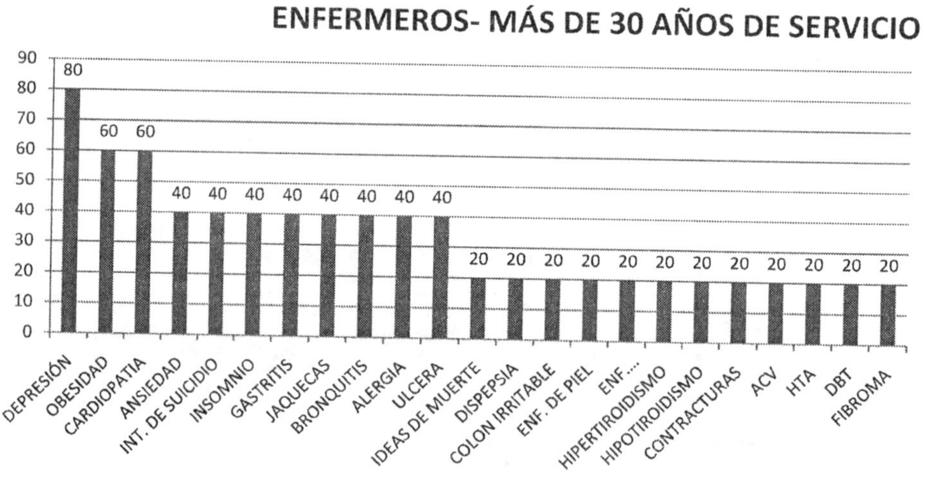

Gráfico Nº 34-

Comparación según años de ejercicio profesional

Tal como vimos en la población de médicos, los datos comparativos según años de servicio, muestran en enfermeros un incremento notable de las patologías cardíacas, a medida que tienen más años de ejercicio del rol profesional así como los correspondientes factores que las condicionan, sumado a toda la gama sintomatológica en el plano psicológico: Depresión- Ideas de muerte- Intentos de suicidio- Insomnio- Ansiedad- Fobias. (Ver gráficos Nº 30, 31, 32, 33 y 34)

ENFERMEDADES PSICOLÓGICAS SEGÚN AÑOS DE EJERCICIO PROFESIONAL

ENFERMEDADES	Hasta 10 años	11 a 20años	21 a 30 años	Más de 30 años
DEPRESIÓN	6%	34%	37%	80%
IDEAS DE MUERTE	6%	19%	12%	20%
FOBIAS	0%	17%	8%	0%
INT. DE SUICIDIO	0%	8%	4%	40%
ANSIEDAD	44%	51%	42%	40%
INSOMNIO	18%	36%	29%	40%

Gráfico Nº 30-

Esta tabla expone la prevalencia de enfermedades psicológicas según los años de profesión en enfermería.

CAPÍTULO X
MUESTRA DE PSICÓLOGOS

"Respeto no significa temor y sumisa reverencia; denota, de acuerdo con la raíz de la palabra (respicere: mirar), la capacidad de ver a una persona tal cual es, tener consciencia de su individualidad única.

Respetar significa preocuparse porque la otra persona crezca y se desarrolle tal como es. De ese modo, el respeto implica la ausencia de explotación"

Erich Fromm

ENFERMEDADES OBSERVADAS EN PSICÓLOGOS

Desde el Servicio de Salud Mental, sólo aceptaron ser encuestados 5 licenciados en psicología, de los cuales el 40% manifiesta síntomas en el área psicológica. El 40% de éstos, ha realizado consultas de la especialidad.

El 100% de la muestra ha manifestado tener en niveles conscientes, un sólo síntoma psíquico (ansiedad).

No se observan diferencias de género significativas en ésta muestra; tampoco se detectan antecedentes de enfermedad familiar en el área psicológica y/o psicosomática.

El 80% por sobre el total, tiene experiencia/s de tratamiento psicológico. Como es sabido, como parte de nuestra formación, es fundamental que los psicólogos realicemos tratamiento psicológico, especialmente durante los primeros años del ejercicio de nuestra práctica. Esta cuestión se da en principio, para apropiarnos de un saber vinculado a las características de la práctica en sí, pero además, porque muchas veces también necesitamos expresar nuestras quejas y frustraciones y que un colega, vea desde afuera nuestros asuntos de manera objetiva, para evitar de este modo, confundir lo que nos sucede con lo que le sucede al paciente, es decir, para evitar "proyectar" nuestras propias frustraciones en nuestros pacientes.

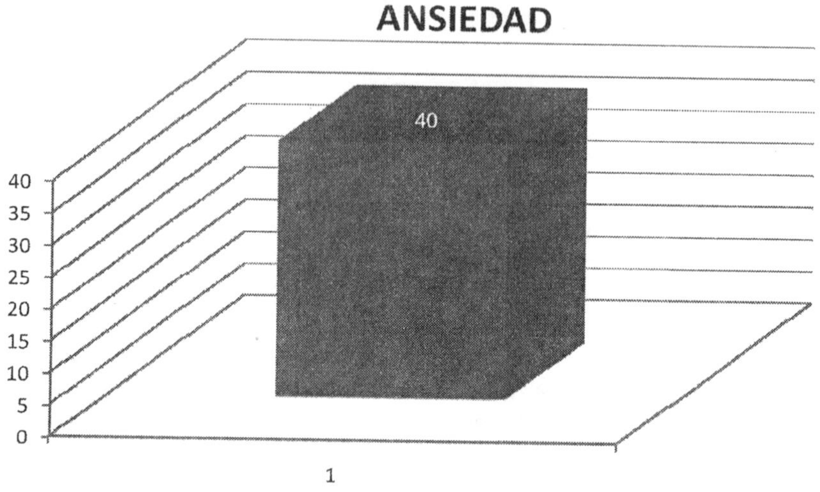

Gráfico Nº 35- Síntomas Psicológicos en Psicólogos-

Los motivos de consulta Psicológica observados aquí son:
Ansiedad-----------------40%
Contracturas------------ 20%
Formación----------------20%
Otros----------------------20%

Datos significativos

Del total de Psicólogos encuestados vemos que, el 60% disfruta siempre en la realización de su profesión mientras que, el 40% restante, encuentra que, generalmente disfruta de la misma.

Ningún integrante de la muestra se replanteó la posibilidad de abandonar la profesión, pese a que el 80% percibe situaciones estresantes dentro del ámbito laboral, lo cual hace pensar que, se trata de una elección absolutamente vocacional, sustentada fundamentalmente en el campo del deseo y con una escala de valores en la cual el factor económico, no suele ocupar los primeros lugares.

En el perfil de enfermedades puede observarse que, el único síntoma manifestado en el plano psíquico es la ansiedad, pese al hecho que también tenemos nuestros propios procesos terapéuticos.

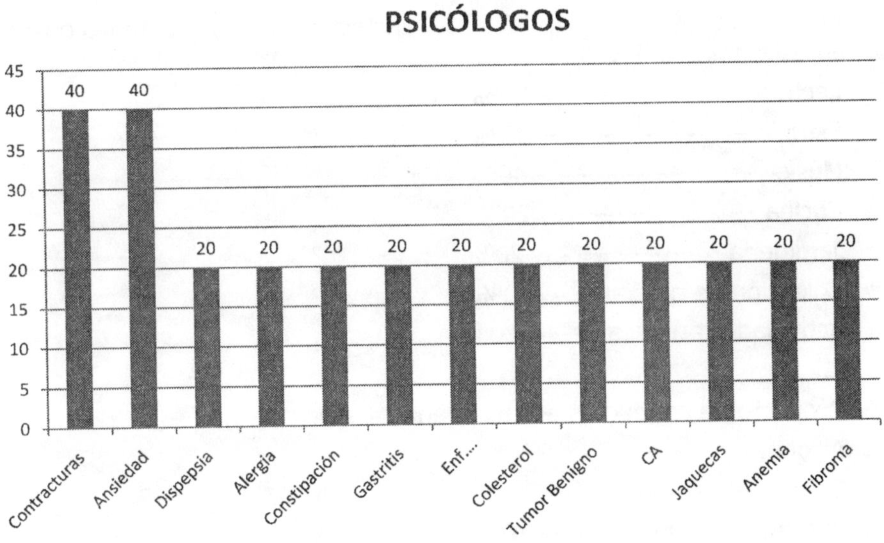

Gráfico Nº 36- Enfermedades en Licenciados en Psicología-

Resulta un tanto impactante que, pese a nuestros "saberes" también desde nuestro perfil puede observarse la enfermedad, como posible camino, si bien rescato diferencias cuanti y cualitativas en este proceso de "poner la angustia en el cuerpo" como un intento de defensa. Me refiero a la angustia de los pacientes que asistimos.

Con capacidades de escucha, de contención, entrenados y formados en la línea de intentar ayudar a personas a elaborar situaciones frustrantes de su historia personal, en ocasiones surge alguna historia que nos impacta de manera especial, sea porque se enlaza con algo de nuestra propia historia o porque alguna historia de vida es particularmente dramática o genera un alto impacto. Así es como luego nos aparecen contracturas, ansiedad, jaqueca, gastritis, etc.

Por otra parte, el 80% de la muestra refiere no vivir situaciones estresantes en el ámbito personal.

El 20% restante, manifiesta vivencias estresantes con:

- Su/s ex - pareja/s.......20%

Espacios de libertad:

El 80% realiza algún tipo de hobby. Las actividades mayoritarias observadas en esta muestra fueron:

Lectura -------------------- 80%

Estudio -------------------- 80%

Música --------------------- 40%

Cocina --------------------- 20%

Jardinería ------------------ 20%

Colección de piedras ----- 20%

Actividades artísticas ------ 20%

Respecto de conductas adictivas encontramos:

Alcohol-------------------- --0%

Café----------------------- 20%

Automedicación----------- 20%

Tabaco--------------------- 40%

El 40% de quienes conforman esta muestra fuma entre 10 y 20 cigarrillos diarios; el 60% restante no fuma al momento actual.

CAPÍTULO XI
MUESTRA DE INSTRUMENTADORAS QUIRÚRGICAS

ENFERMEDADES EN INSTRUMENTADORAS QUIRÚRGICAS

Fueron encuestadas 7 instrumentadoras quirúrgicas, de las cuales el 86% manifiesta síntomas en el área psicológica, si bien sólo el 33% de éstos, ha realizado consultas de la especialidad.

El 43% ha manifestado tener dos o más síntomas en el área psicológica y el 57% manifiesta tener, en niveles conscientes, un sólo síntoma psíquico.

El 29% por sobre el total, tiene alguna experiencia de tratamiento psicológico.

Los motivos de consulta Psicológica observados son:

Fobias-------------------14%

Ideas de muerte-------14%

Contracturas-----------14%

No se remarcan diferencias de género dado que, el 100% de la muestra es de sexo femenino. Asimismo, cabe destacar que del 29% que manifestara tener ideas de muerte, el 50% realizó tratamiento psicológico, mientras que el 50% restante nunca hizo consultas de la especialidad.

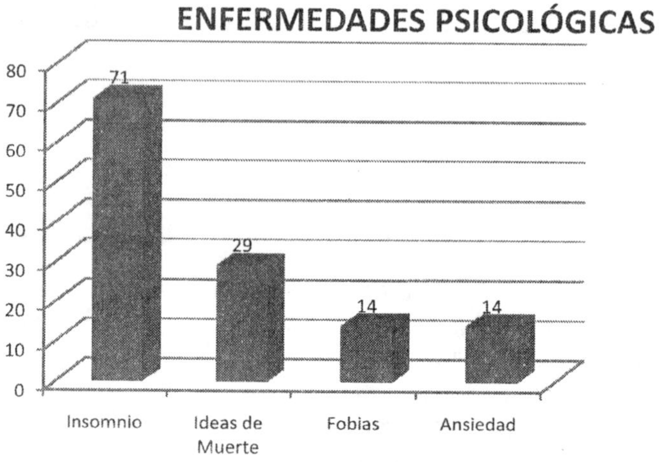

Gráfico Nº 45- Síntomas Psicológicos en Instrumentadoras Quirúrgicas

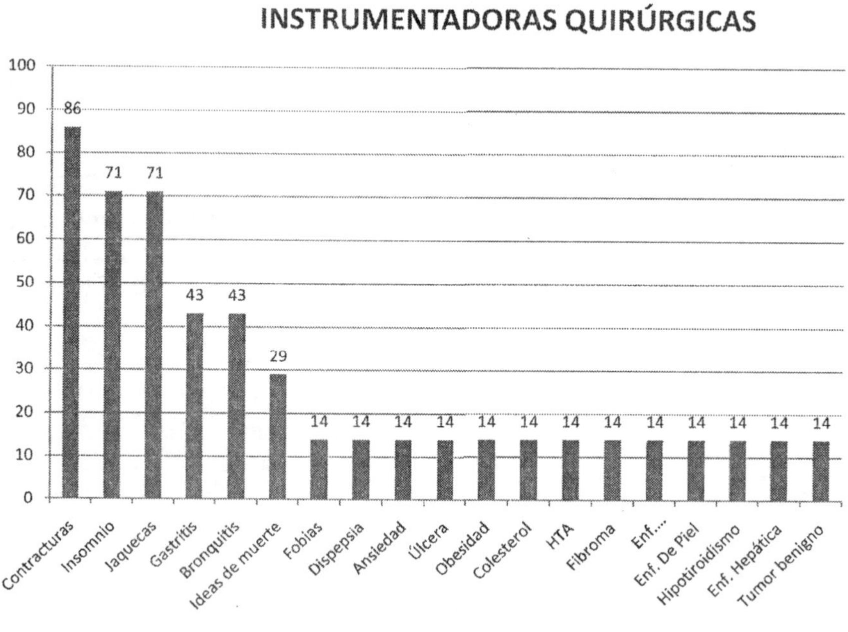

Gráfico Nº 46- Enfermedades en Instrumentadoras Quirúrgicas-

Datos significativos

Del total de instrumentadoras encuestadas vemos que, el 43% disfruta siempre en la realización de su tarea mientras que, el 57% encuentra que, generalmente disfruta de la misma.

Asimismo, el 43% en algún momento de su recorrido hospitalario, se replanteó la posibilidad de abandonar la profesión.

Las causas que los motivó a seguir sosteniéndola fueron diversas:

-Razones económicas----------------------------------29%

-Temor de defraudarse a sí mismo-------------------14%

-Temor de defraudar a su familia---------------------14%

-Temor a lo nuevo ---------------------------------------14%

Por otra parte, el 29% de la muestra, refiere no vivir situaciones estresantes en el ámbito personal. El 71% restante, manifiesta vivencias estresantes con:

- Su pareja.................29%
- Hijos............... ....29%
- Padres..................... 29%
-Ex - pareja/s.............29%
- Vecinos..................... 0%
- Otros....................... 0%

No se detectan antecedentes de enfermedad familiar en el área Psicológica.

ENFERMEDADES PSICOLÓGICAS SEGÚN AÑOS DE EJERCICIO PROFESIONAL

ENFERMEDADES	HASTA 10 AÑOS	ENTRE 11 Y 20 AÑOS	MÁS DE 20 AÑOS
FOBIAS	0%	0%	50%
INSOMNIO	75%	0%	100%
ANSIEDAD	25%	0%	0%
IDEAS DE MUERTE	0%	100%	100%

Gráfico Nº 47-

Aquí puede verse claramente un incremento cuali y cuantitativo de la enfermedad que, guarda relación directamente proporcional a los años de ejercicio del rol.

Espacios de libertad:

Sólo el 43% de ésta muestra tiene algún hobby. De éstos, el 33% realiza deportes y el 67% realiza actividades de tipo artísticas.

Respecto de las conductas adictivas observadas encontramos:

Alcohol-------------------------0%
Café----------------------------71%
Automedicación--------------0%
Tabaco-------------------------86%

El 14% fuma entre 10 y 20 cigarrillos diarios; el 14% fuma menos de 20 cigarrillos diarios. El 57% de la muestra no fuma al momento actual.

CAPÍTULO XII
MUESTRAS RESTANTES

SERVICIO DE NUTRICIÓN

Fueron encuestadas 4 Licenciadas en Nutrición, pertenecientes al sexo femenino. El 25% manifiesta síntomas en el área psicológica, si bien no ha realizado consultas de la especialidad.

Algunos datos significativos

Del total de Nutricionistas vemos que, el 100% disfruta generalmente en la realización de su tarea.

La elección de la carrera fue vocacional en el 100% de los casos y ninguna se replanteó abandonar la profesión.

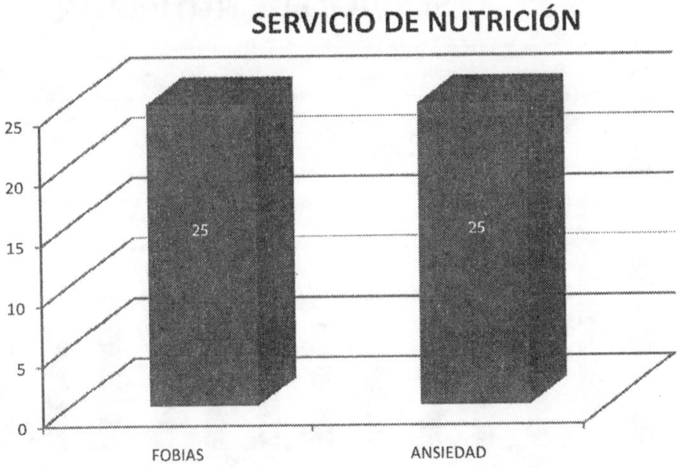

Gráfico Nº 37- Enfermedades Psicológicas en el Servicio de Nutrición-

Por otra parte, el 75% de las nutricionistas encuestadas, refiere no vivir situaciones estresantes en el ámbito personal. El 25% restante, manifiesta vivencias estresantes con:

- Sus hijos................25%
- Con otros...............25%

No se observan antecedentes de enfermedad familiar en el área psicológica y/o psicosomática en ésta muestra.

Espacios de libertad:

Sólo el 50% de ésta muestra emplea su tiempo libre en un hobby de tipo sedentario (internet).

Respecto de conductas adictivas encontramos:
Café----------------50%
Tabaco--------------0%
Alcohol--------------0%
Automedicación---50% (ocasionalmente).

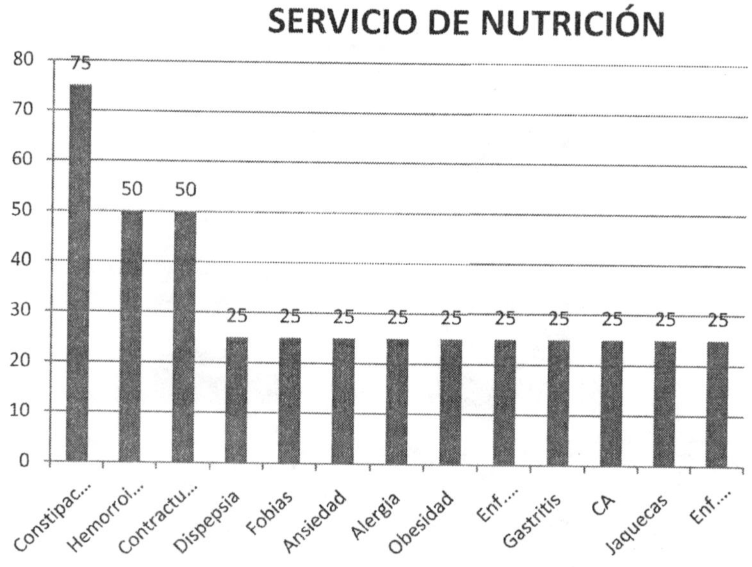

Gráfico Nº 38- Enfermedades observadas en Nutricionistas-

ENFERMEDADES OBSERVADAS EN BIOQUÍMICOS

De un total de 9 Bioquímicos encuestados -de ambos sexos- el 22%, refiere padecer síntomas en el área psíquica; sin embargo, sólo el 50% de éstos admite que ha realizado consultas de la especialidad.

En todos los casos -100%- han manifestado tener como mínimo dos o más síntomas en el área psicológica.

El 11% del total de Bioquímicos encuestados, tiene alguna experiencia de tratamiento psicológico, observándose mayor demanda de consulta en las mujeres.

No se detectan antecedentes de enfermedad familiar en el área psicológica y o psicosomática.

Los motivos de consulta Psicológica observados en esta población son:

Ansiedad---------------11%

Insomnio---------------11%

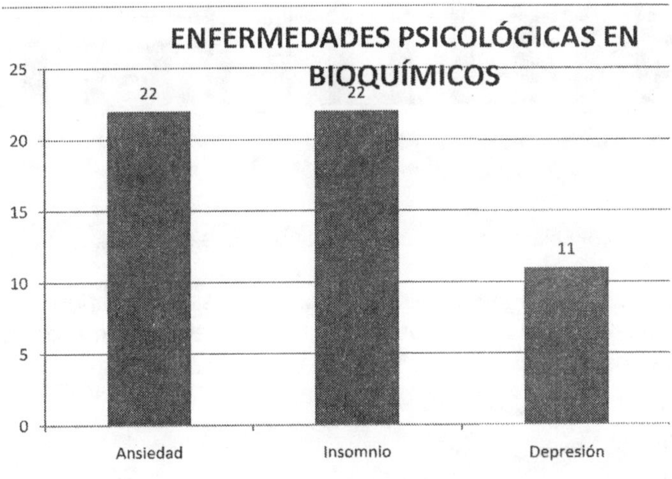

Gráfico Nº 39-

Datos significativos

Del total de Bioquímicos encuestados vemos que, el 22% disfruta siempre en la realización de su tarea; el 67% encuentra que, generalmente disfruta de la misma, mientras que el 11% manifiesta que, logra disfrutar pocas veces de su profesión.

El 56% volvería a elegir la misma carrera.

De todos modos, el 44% en algún momento de su recorrido hospitalario, se replanteó la posibilidad de abandonar la profesión.

Las causas que los motivaron a seguir sosteniéndola fueron:
- Razones económicas-----------------------33%
- Otras causas--------------------------------11%

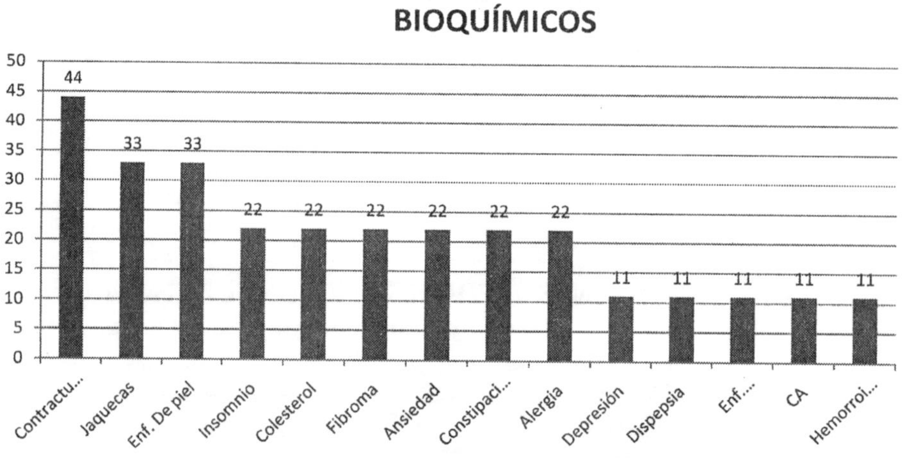

Gráfico Nº 40- Enfermedades que se evidencian en Bioquímicos-Ambos sexos.

Por otra parte, el 44% de Bioquímicos encuestados, refiere no vivir situaciones estresantes en el ámbito personal. El 56% restante, manifiesta vivencias estresantes con:
- Su pareja..................33%
- Sus hijos...................33%
- Sus padres..................22%
- Su/s ex - pareja/s...... 0%
- Su vecinos.................. 0%

Diferencias de género

Sólo la población masculina refiere padecer depresión en esta muestra.

Los niveles de ansiedad e insomnio, aparecen más elevados en la población masculina; así como la tendencia a psicosomatizar se observa en mujeres.

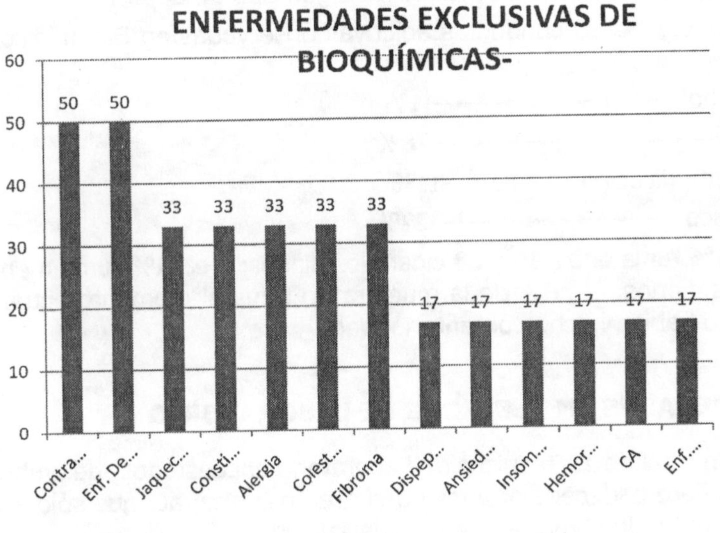

Gráfico Nº 41- Enfermedades observadas en Bioquímicas-

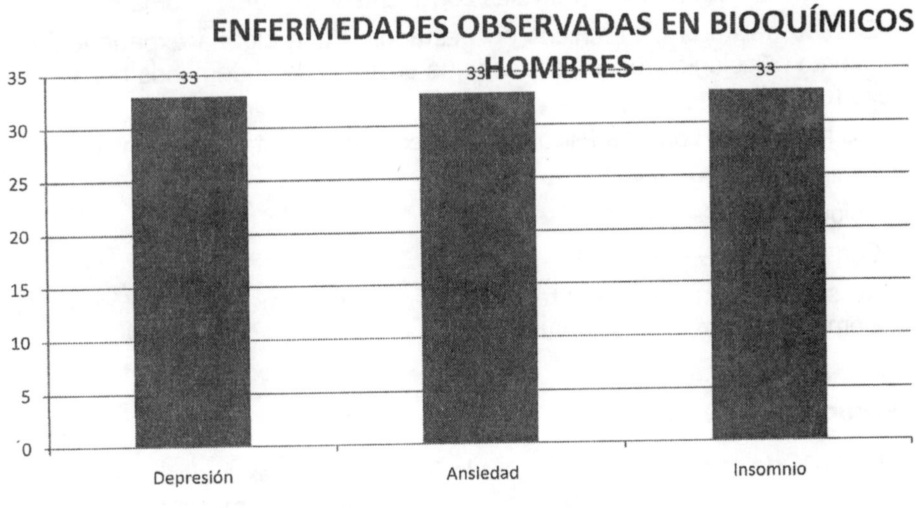

Gráfico N 42- Enfermedades observadas en Bioquímicos-hombres.

Espacios de libertad:

Sólo el 33% tiene un hobby. El 56% realiza actividades que tienen un cierto costado creativo; el 33% realiza algún tipo de deporte.

Respecto de las conductas adictivas observadas en Bioquímicos encontramos:

Alcohol------------------------11%

Café----------------------------78%

Automedicación-------------11%

Tabaco-------------------------22%

El 11% fuma entre 10 y 20 cigarrillos diarios; y el 11% fuma menos de 10 cigarrillos diarios. El 78% de la muestra no fuma al momento actual, si bien muchos lo habían hecho con anterioridad.

ENFERMEDADES EN TÉCNICOS DE LABORATORIO

De un total de 11 Técnicos de Laboratorio encuestados -de ambos sexos- el 55% refiere padecer síntomas en el área psíquica, aunque sólo el 33% de éstos ha realizado consultas de la especialidad.

El 9% ha manifestado tener dos o más síntomas en el área psicológica y el 45% manifiesta tener -en niveles conscientes- un sólo síntoma psíquico.

El 18% del total de técnicos encuestados, tiene alguna experiencia de tratamiento psicológico, observándose que el 100% de la demanda pertenece al sexo femenino.

Los motivos de consulta Psicológica observados en ésta población son:

Fobias------------------9%

Colon Irritable----------9%

Constipación------------9%

No se registran antecedentes familiares de enfermedad psicológica y/o psicosomática dentro de esta muestra.

Diferencias de género

El 100% de quienes han manifestado Insomnio, Fobias e Ideas de muerte, pertenecen al sexo femenino. Ansiedad, es el único síntoma que comparten ambos géneros.

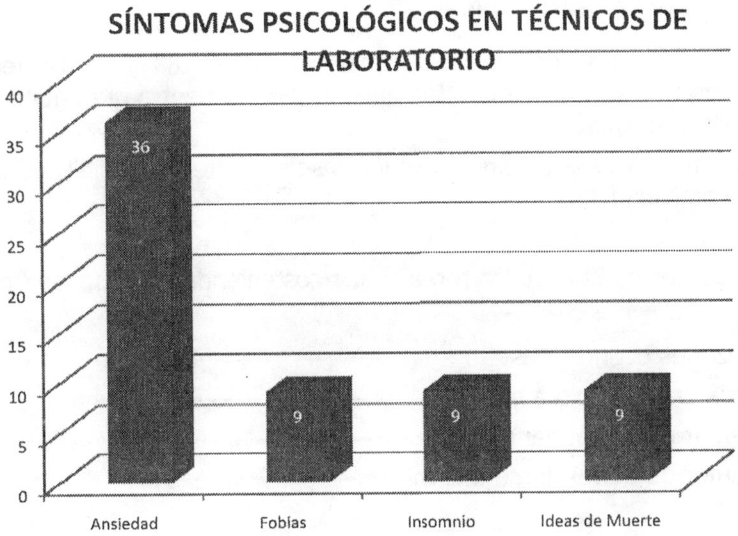

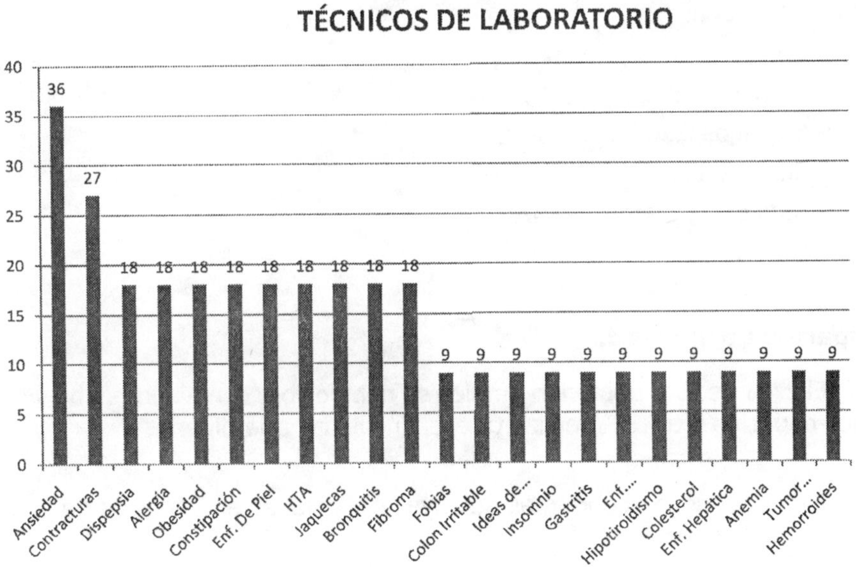

Gráfico Nº 44- Enfermedades evidenciadas en Técnicos de Laboratorio- Ambos sexos-

Algunos datos significativos

Del total de técnicos encuestados vemos que, el 18% disfruta siempre en la realización de su tarea; mientras que el 82% encuentra que, generalmente disfruta de la misma.

Asimismo, el 27% en algún momento se replanteó la posibilidad de abandonar su actividad.

Las causas que los motivaron a seguir sosteniéndola fueron las siguientes:

- Razones económicas------------------------------45%
- Para dar ejemplo a sus hijos----------------------0%
- Temor de defraudar a su familia-------------------0%
- Temor de defraudarse a sí mismo------------------0%

Por otra parte, el 36% de técnicos encuestados, refiere no vivir situaciones estresantes en el ámbito personal. El 64% restante, manifiesta vivencias estresantes con:

- Su pareja...................18%
- Sus hijos....................36%
- Sus padres..................27%
- Su/s ex - pareja/s....... 0%
- Su vecinos..................9%

Espacios de libertad:

El 27% de ésta población emplea su tiempo libre con algún hobby. El 18% hace deportes y el 18% realiza tareas vinculadas a jardinería.

Respecto de las conductas adictivas observadas en Técnicos de Laboratorio encontramos:

Alcohol------------------------ 0%
Café---------------------------45%

Automedicación---------------- 9%
Tabaco--------------------------- 55%

El 36% fuma entre 10 y 20 cigarrillos diarios; y el 18% restante fuma de manera irregular.

El 45% de la muestra no fuma al momento actual. Muchos lo habían hecho con anterioridad, no pudiéndose detallar con exactitud la cantidad.

ENFERMEDADES EN TÉCNICOS DE ESTERILIZACIÓN

De un total de 6 Técnicos de esterilización encuestados -de ambos sexos- ninguno refiere padecer síntomas en el área psíquica o haber realizado consultas ni tratamientos de la especialidad.

Tampoco se observan antecedentes de enfermedad familiar en el área psicológica y/o psicosomática.

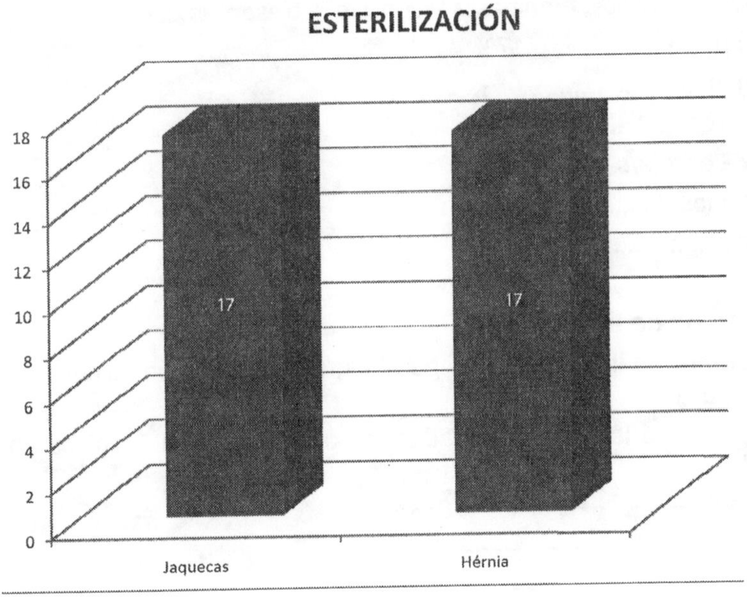

Gráfico Nº 48-

Algunos datos significativos

Del total de técnicos encuestados vemos que, el 17% disfruta siempre en la realización de su tarea; el 33% encuentra que, generalmente disfruta de la misma, mientras que el 33% manifiesta que logra disfrutarla pocas veces.

Asimismo, el 33% en algún momento del desempeño de su rol, se replanteó la posibilidad de abandonar su actividad.

Las causas que los motivó a seguir sosteniéndola fueron las siguientes:

- Razones económicas---------------------------------17%
- Para dar ejemplo a sus hijos--------------------------0%
- Temor de defraudar a su familia---------------------- 0%
- Temor de defraudarse a sí mismo-------------------- 0%

Por otra parte, el 83% de técnicos encuestados, refiere no vivir situaciones estresantes en el ámbito personal.

El 17% restante, manifiesta vivencias estresantes con:

- Su pareja.................17%
- Hijos.........................0%
- Padres.......................17%
- Ex - pareja/s.............0%
- Vecinos......................17%
- Otros.........................17%

Espacios de libertad:

En sus ratos libres, el 17% hace algún tipo de manualidades; el 33% realiza deportes.

Respecto de las conductas adictivas observadas en Técnicos encontramos:

Alcohol----------------------- -0%
Café---------------------------17%
Automedicación------------- 0%
Tabaco-------------------------33%

El 33% fuma menos de 10 cigarrillos diarios.

El 67% de la muestra no fuma al momento actual.

DIAGNÓSTICO POR IMAGEN- TÉCNICOS

De un total de 9 Técnicos encuestados -de ambos sexos- el 56%, refiere padecer síntomas en el área psíquica; sin embargo y pese a que el nivel de sintomatología es importante, tanto cuali como cuantitativamente, ninguno ha realizado consultas de la especialidad, de lo cual se deduce que, no hay antecedentes de tratamiento psicológico en esta muestra.

El 44% ha manifestado tener dos o más síntomas en el área psicológica, y el 11% manifiesta tener, al menos en un nivel consciente, un sólo síntoma psíquico; no observándose diferencias de género.

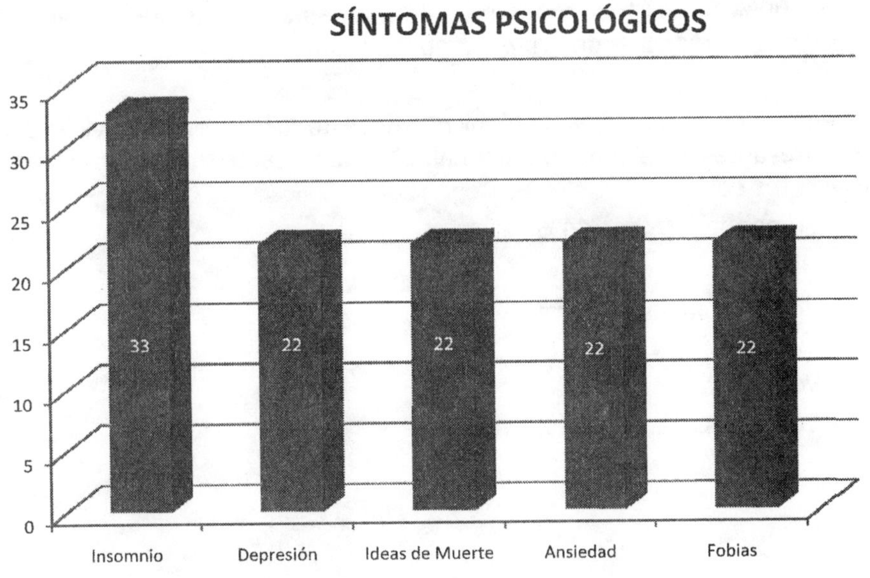

Gráfico Nº 49- Diagnóstico por imagen- Técnicos- Síntomas Psicológicos-

Algunos datos significativos:

Del total de técnicos encuestados vemos que, el 44% disfruta siempre en la realización de su tarea; el 33% encuentra que, generalmente disfruta de la misma, mientras que el 11% manifiesta que, logra disfrutarla pocas veces.

Asimismo, el 44% en algún momento del desempeño de su rol, se replanteó la posibilidad de abandonar su actividad.

Las causas que los motivó a seguir sosteniéndola fueron las siguientes:

- Razones económicas----------------------------------22%
- Para dar ejemplo a sus hijos--------------------------0%
- Temor de defraudar a su familia---------------------- 0%
- Temor de defraudarse a sí mismo-------------------33%

El 100% de los técnicos que conforman esta muestra refiere vivenciar situaciones estresantes dentro del ámbito laboral.

Por otra parte, el 33% de técnicos encuestados, refiere no vivir situaciones estresantes en el ámbito personal. El 67% restante, manifiesta vivencias estresantes con:

- Su pareja................44%
- Hijos.......................33%
- Padres.....................33%
- Ex - pareja/s.......... 0%
- Vecinos................... 0%
- Con otros.................11%

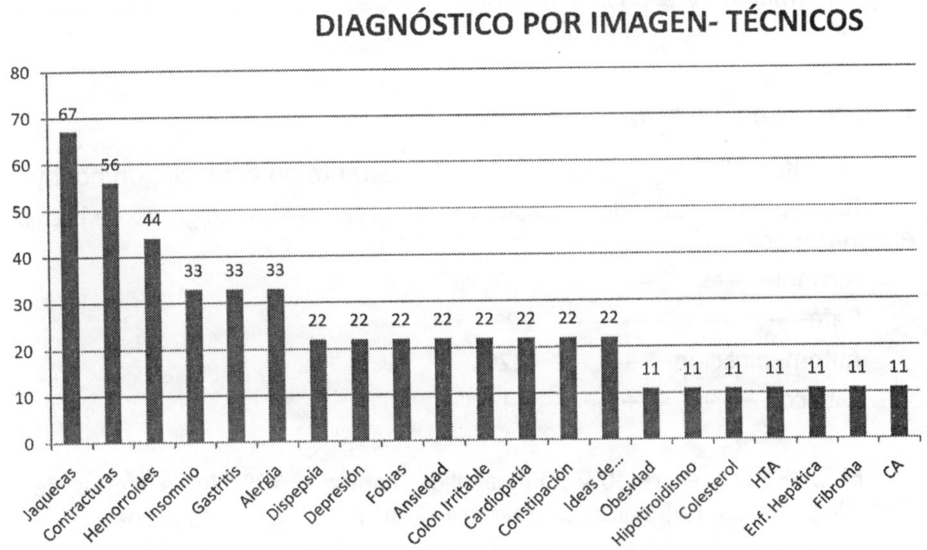

Gráfico Nº 50- Enfermedades en Técnicos- Diagnóstico por imagen-

Con respecto a la evaluación de antecedentes familiares de enfermedad psicológica en ésta población, se obtuvieron los siguientes resultados:

Antecedentes Familiares de Enfermedades psicológicas

LÍNEAS	DEPRESIÓN	FOBIAS	INSOMNIO
MATERNA	11%	11%	22%
PATERNA	0%	0%	0%
TOTAL	11%	11%	22%

Gráfico Nº 51

Del grupo de técnicos que manifestaron tener antecedentes familiares (33%) de los síntomas anteriormente descriptos, el 67% pertenece a la población femenina y el 33% a la población masculina. Vemos que es muy bajo el peso del antecedente familiar.

Espacios de libertad:

El 11% realiza algún deporte. El 89% restante no tiene ningún hobby.

Respecto de las conductas adictivas observadas en este grupo de técnicos encontramos:

Alcohol------------------------ 0%

Café---------------------------22%

Automedicación------------- 22%

Tabaco-------------------------44%

El 22% fuma entre 10 y 20 cigarrillos diarios; el 22% fuma menos de 10 cigarrillos diarios; El 56% de la muestra no fuma al momento actual.

ENFERMEDADES EN TÉCNICOS-VARIOS

De un total de 9 Técnicos encuestados -de ambos sexos- el 44% de éstos, refiere padecer síntomas en el área psíquica, aunque sólo el 33% de éstos ha realizado consultas de la especialidad: El 22% dirigió su consulta a un psicólogo y el 11% consultó a un médico psiquiatra.

El 11% ha manifestado tener dos o más síntomas en el área psicológica y el 33% manifiesta tener - en niveles conscientes- un sólo síntoma psíquico.

El 33% por sobre el total de técnicos encuestados, tiene alguna experiencia de tratamiento psicológico y el 11% tiene antecedente de tratamiento psiquiátrico.

Los motivos de consulta Psicológica observados en esta población de técnicos son:

Ansiedad---------------11%

Otros motivos---------22%

Respecto de los motivos de consulta al médico psiquiatra encontramos:

Depresión-------------11%

Diferencias de género

Del 44 % de los técnicos que han realizado tratamiento psicológico y psiquiátrico, vemos que la demanda de consulta (psicológica) en ésta población, es mayoritariamente femenina -el 33 %- vs el 11 % perteneciente al sexo masculino.

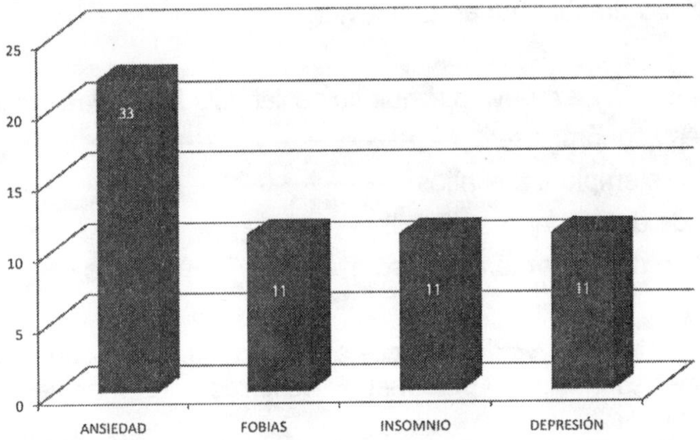

Gráfico Nº 52- Síntomas Psicológicos en Técnicos- Diversas especialidades-

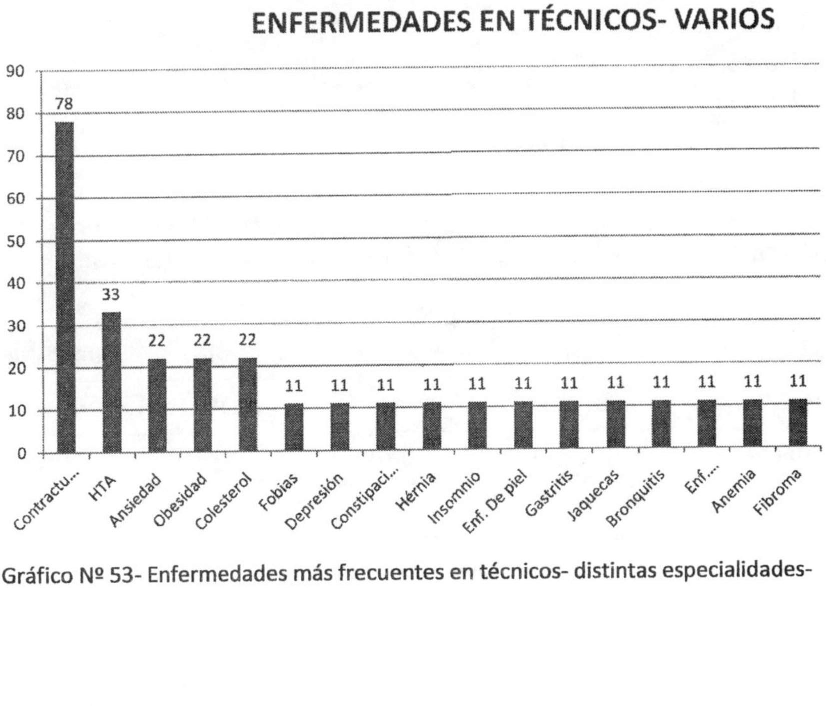

Gráfico Nº 53- Enfermedades más frecuentes en técnicos- distintas especialidades-

Algunos datos significativos

Del total de técnicos encuestados en esta muestra vemos que, el 33% disfruta siempre en la realización de su tarea; mientras que el 67% encuentra que, generalmente disfruta de la misma.

Asimismo, el 11% en algún momento del desempeño de su rol, se replanteó la posibilidad de abandonar su actividad.

Las causas que los motivó a seguir sosteniéndola fueron las siguientes:

- Razones económicas----------------------------------0%
- Para dar ejemplo a sus hijos------------------------11%
- Temor de defraudar a su familia---------------------0%
- Temor de defraudarse a sí mismo-------------------11%

Por otra parte, el 44% de técnicos encuestados, refiere no vivir situaciones estresantes en el ámbito personal. El 56% restante, manifiesta vivencias estresantes con:

- Su pareja...............33%
- Ex –parejas........... 0%
- Hijos..................... 0%
- Padres.................. 22%
- Vecinos.................. 0%
- Otros.................... 11%

Con respecto a la evaluación de antecedentes familiares de enfermedad psicológica en ésta población, se obtuvieron los siguientes resultados:

LÍNEAS	DEPRESIÓN	ANSIEDAD	FOBIAS	INSOMNIO
MATERNA	0%	0%	11%	0%
PATERNA	0%	0%	0%	0%
TOTAL	0%	0%	11%	0%

Gráfico Nº 54-

Puede observarse que el peso del antecedente familiar es prácticamente inexistente en este grupo de técnicos.

Espacios de libertad:

El 56% de ésta población emplea su tiempo libre con algún hobby. El 33% realiza alguna actividad vinculada al área artística; el 20% realiza deportes.

Respecto de las conductas adictivas encontramos:
Alcohol----------------------------0%
Café-----------------------------44%
Automedicación---------------11%
Tabaco-------------------------33%

El 22% fuma entre 10 y 20 cigarrillos diarios; el 11% fuma menos de 10 cigarrillos diarios; y el 67% restante no fuma al momento actual.

ENFERMEDADES EN PERSONAL DE GUARDERÍA

Fueron encuestadas 7 maestras jardineras: 3 docentes y 4 auxiliares docentes, todas de sexo femenino.

El 43% refiere padecer síntomas en el área psíquica; sin embargo sólo el 33% de éstos ha realizado consultas de la especialidad.

El 14% ha manifestado tener dos o más síntomas en el área psicológica y el 29% manifiesta tener, al menos en un nivel consciente, un sólo síntoma psíquico.

El 14% del total de ésta muestra, tiene experiencia de tratamiento psicológico.

Los motivos de consulta Psicológica observados son:
Ideas de muerte------------14%

Algunos datos significativos

Del total de maestras encuestadas, vemos que, el 71% disfruta siempre en la realización de su tarea; el 14% encuentra que, generalmente disfruta de la misma, mientras que el 14% manifiesta que, logra disfrutar pocas veces de su profesión.

No obstante, y pese a que el motivo de elección de la carrera fue en un 100% vocacional, el 29% en algún momento del desempeño de su rol, se replanteó la posibilidad de abandonar la profesión.

Las causas que los motivó a seguir sosteniéndola fueron:

-Razones económicas---------------------------------14%

-Para dar ejemplo a sus hijos----------------------- 29%

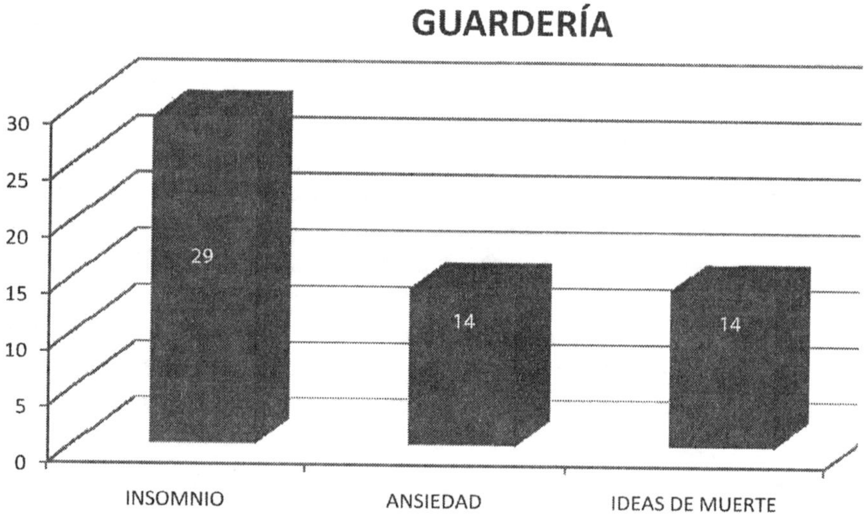

Gráfico Nº 55- Enfermedades Psicológicas en personal de guardería-

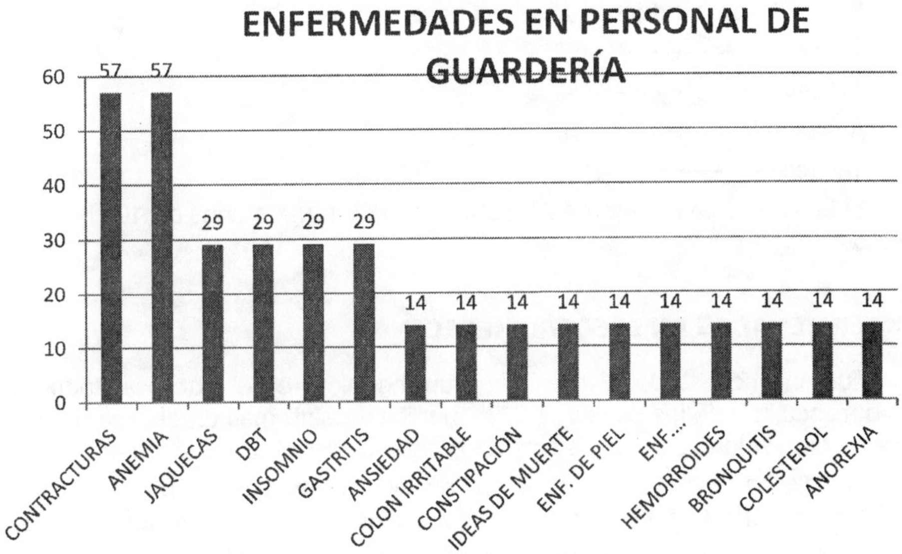

Gráfico Nº 56-

Por otra parte, el 43% refiere no vivir situaciones estresantes en el ámbito personal. El 57% restante, manifiesta vivencias estresantes con:

- Su pareja................14%
- Hijos....................... 0%
- Padres....................14%
- Ex - pareja/s..........43%
- Vecinos.................. 0%

No se observan antecedentes de enfermedad familiar en el área psicológica y/ o psicosomática en ésta muestra.

Espacios de libertad:

Los espacios de ocio, incluyen actividades compartidas con sus hijos de manera exclusiva.

Respecto de conductas adictivas observamos:

Alcohol----------------- 0%

Café---------------------14%

Automedicación------- 0%

Tabaco------------------14%

El 86% no fuma al momento actual; el 14% fuma menos de 10 cigarrillos diarios.

ENFERMEDADES EN ELECTROMEDICINA

Fueron encuestados 6 técnicos y un ingeniero en electrónica, todos de sexo masculino, de los cuales el 57% manifiesta síntomas en el área psicológica, si bien sólo el 25% de éstos, ha realizado consultas de la especialidad.

El 43% ha manifestado tener dos o más síntomas en el área psicológica y el 14% manifiesta tener, en niveles conscientes, un sólo síntoma psíquico.

El 14% por sobre el total, tiene alguna experiencia de tratamiento psicológico.

Los motivos de consulta Psicológica observados son:

Depresión------------- 14%

Ansiedad --------------14%

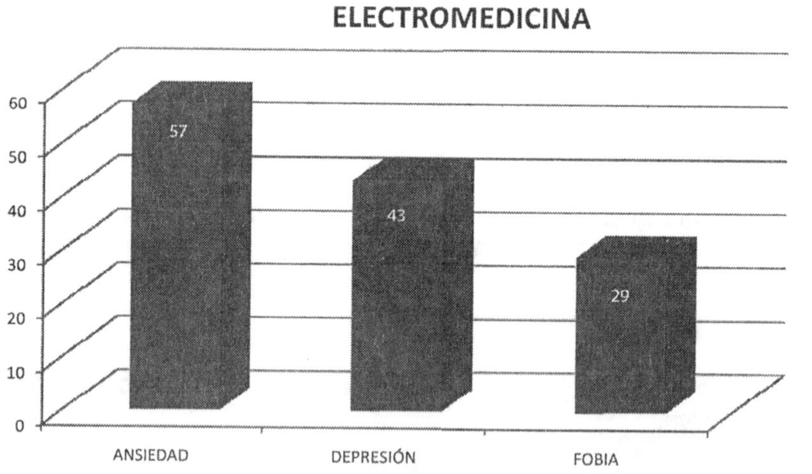

Gráfico Nº 57-Síntomas psicológicos en Técnicos e Ingenieros en Electromedicina

ENFERMEDADES EN VOLUNTARIOS

De un total de 6 Voluntarios encuestados -el 100% de sexo femenino-, ninguno refiere padecer síntomas en el área psíquica al momento de completar la encuesta, si bien el 17% por sobre el total, refirió tener alguna experiencia previa de tratamiento psicológico.

Los motivos de consulta psicológica observados en esta muestra son:
- Diabetes-----------------17%

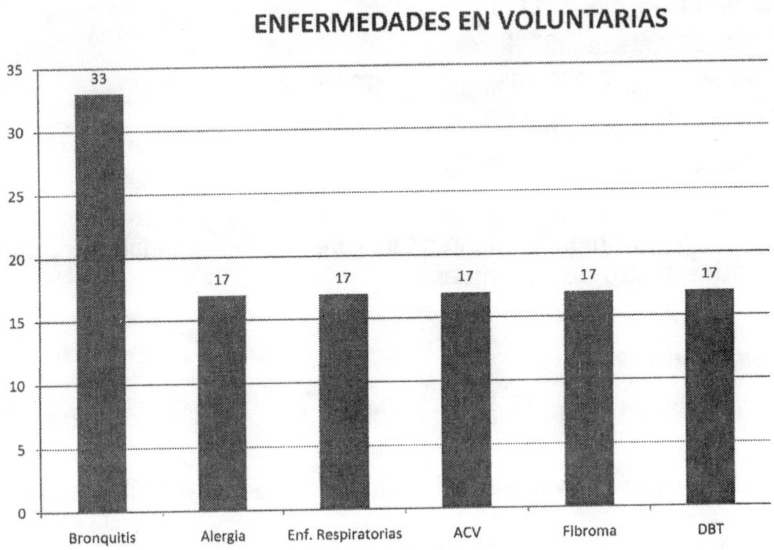

Gráfico Nº 59- Enfermedades encontradas en Voluntarias-

Algunos datos significativos

Del total de encuestados vemos que, el 83% disfruta siempre en la realización de su tarea; mientras que el 17% encuentra que, generalmente disfruta de la misma.

Asimismo, el 33% en algún momento se replanteó la posibilidad de abandonar su actividad.

Las causas que los motivó a seguir sosteniéndola fueron las siguientes:
- Razones económicas----------------------------------0%
- Para dar ejemplo a sus hijos-----------------------17%
- Temor de defraudar a su familia---------------------0%
- Temor de defraudarse a sí mismo--------------------0%

Por otra parte, el 67% de voluntarias encuestadas refiere no vivir situaciones estresantes en el ámbito personal. El 33% restante, manifiesta vivencias estresantes con:
- Su pareja.................17%
- Hijos.......................33%
- Padres........................0%
- Ex - pareja/s.............0%
- Vecinos......................0%

No se observaron antecedentes familiares de enfermedad Psicológica y/o psicosomática dentro de esta muestra.

Espacios de libertad:

Sólo el 17% de ésta población emplea su tiempo libre en hacer manualidades.

Respecto de las conductas adictivas observadas en Voluntarias encontramos:

Alcohol------------------------ 0%
Café----------------------------33%
Automedicación------------- 0%
Tabaco-------------------------17%

El 17% fuma entre 10 y 20 cigarrillos diarios. El 83% de la muestra no fuma al momento actual.

ENFERMEDADES EN VISITADORES MÉDICOS

De un total de 12 visitadores médicos encuestados -de ambos sexos- el 50%, refiere padecer síntomas en el área psíquica; aunque sólo el 8% de éstos ha realizado consultas de la especialidad.

El 25% ha manifestado tener dos o más síntomas en el área psicológica y el 25% admite poseer un sólo síntoma psíquico.

El 8% del total de visitadores encuestados, tienen alguna experiencia de tratamiento psicológico, observándose que la demanda de consulta pertenece al sexo masculino. En ésta población puede observarse que quienes tienen o tuvieron ideas de muerte y depresión nunca realizaron consultas de la especialidad.

Motivos de consulta Psicológica observados:

Ansiedad---------------8%

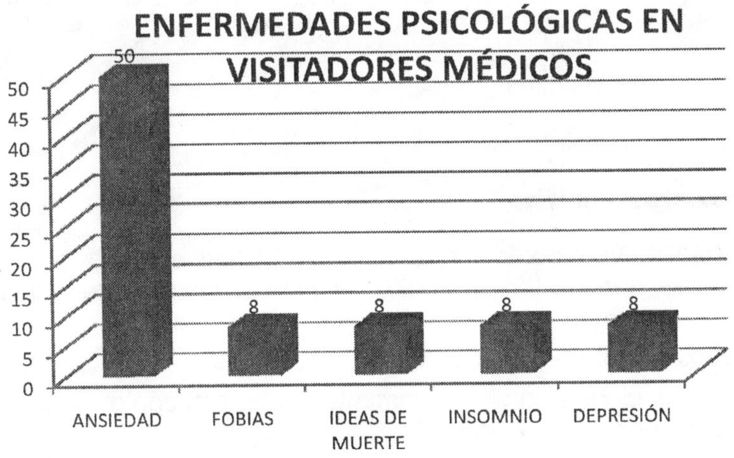

Gráfico Nº 60-

Diferencias de género

La población femenina (8%) refiere automedicarse de manera frecuente, y no realizar consultas a profesionales de la especialidad. En sus encuestas no marcaron enfermedades, lo cual hace pensar en un buen nivel de salud, o bien en la supresión de síntomas, mediante la automedicación, al mismo tiempo que evidencia –si así fuera- fuertes mecanismos de negación.

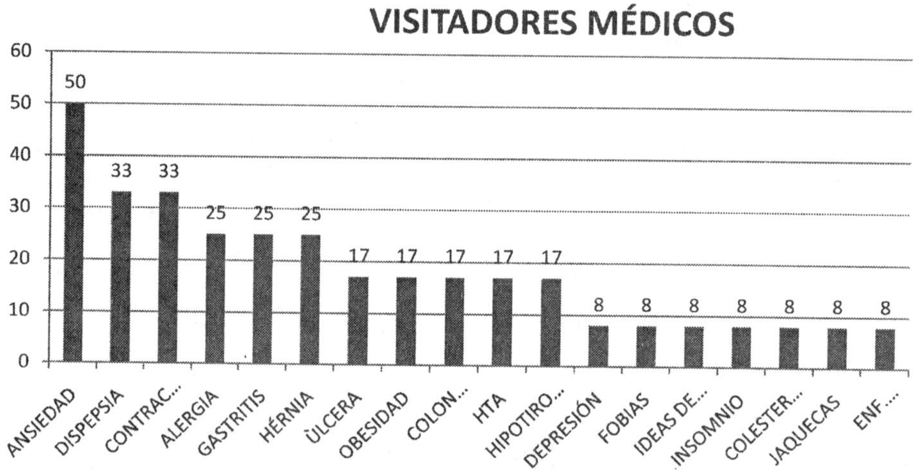

Gráfico Nº 61-

Algunos datos significativos

Del total de visitadores encuestados vemos que, el 25% disfruta siempre en la realización de su tarea; el 75% restante encuentra que, generalmente disfruta de la misma.

EL 75% realizó una elección de tipo vocacional.

Asimismo, el 25% en algún momento del desempeño de su actividad, se replanteó la posibilidad de abandonar la misma.

Las causas que los motivó a seguir sosteniéndola fueron las siguientes:

- Razones económicas---------------------------------- 17%
- Para dar ejemplo a sus hijos------------------------ 0%
- Temor de defraudar a su familia---------------------- 0%
- Temor de defraudarse a sí mismo-------------------- 0%
- Otros-- --8%

Por otra parte, el 25% de visitadores encuestados, refiere no vivir situaciones estresantes en el ámbito personal. El 75% restante, manifiesta vivencias estresantes con:

- Su pareja actual..................42%
- Hijos..................................17%
- Padres................................ 8%
- Ex - pareja/s......................17%
- Vecinos.............................. 0%

Con respecto a la evaluación de antecedentes familiares de enfermedad psicológica en ésta población, se obtuvieron los siguientes resultados:

LÍNEAS	DEPRESIÓN	ANSIEDAD	FOBIAS	IDEAS DE MUERTE	INSOMNIO
MATERNA	0%	17%	0%	8%	0%
PATERNA	0%	0%	0%	0%	0%
TOTAL	0%	17%	0%	8%	0%

Gráfico Nº 62

Como vemos, el peso del antecedente familiar, como generador de enfermedad Psicológica en ésta población es casi insignificante.

Espacios de libertad:

El 83% de la muestra tiene algún tipo de hobby. El 50% realiza actividades deportivas.

Respecto de las conductas adictivas observadas en visitadores médicos encontramos:

Alcohol------------------------- 8%

Café----------------------------50%

Automedicación------------- 8%

Tabaco-------------------------- 8%

El 8% fuma menos de 10 cigarrillos diarios. El 92% de la muestra no fuma al momento actual, aunque muchos fumaban con anterioridad, no pudiéndose detallar con exactitud la cantidad.

ENFERMEDADES EN ADMINISTRATIVOS

De un total de 54 administrativos encuestados -de ambos sexos- el 50%, refiere padecer síntomas en el área psíquica aunque sólo el 44,4% de éstos ha realizado consultas de la especialidad.

El 26% ha manifestado tener dos o más síntomas en el área psicológica y el 50% manifiesta tener, al menos en un nivel consciente, un sólo síntoma psíquico.

El 22% del total de administrativos encuestados, tiene alguna experiencia de tratamiento psicológico, observándose mayor demanda de consulta en las mujeres, 23% vs hombres 14,2%.

En ésta población puede observarse que el 100% de quienes tienen o tuvieron ideas de muerte y/o intentos de suicidio, realizaron consultas de la especialidad.

Los motivos de consulta Psicológica observados en la población de administrativos son:

Ansiedad---------------17%

Ideas de muerte------- 13%

Fobias------------------13%

Depresión------------- -11%

Insomnio---------------- 9%

Intentos de Suicidio---2%

Otros motivos----------6%

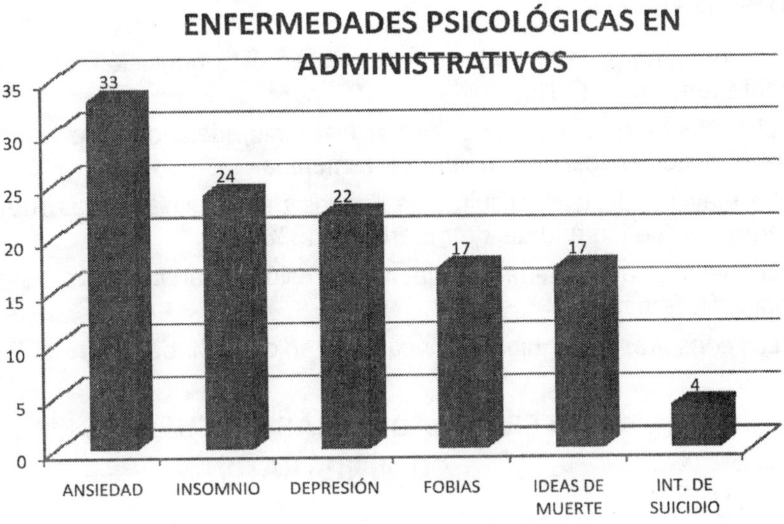

Gráfico Nº 1 b- Síntomas Psicológicos en Administrativos-

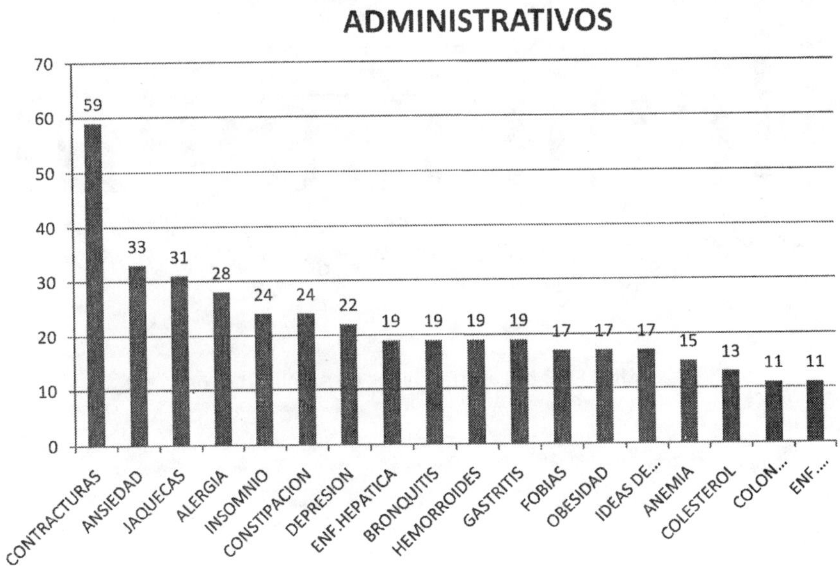

Gráfico Nº 2 b- Enfermedades más frecuentes en administrativos- Ambos sexos-

Diferencias de género

Las demandas de consulta psicológica en ésta población, son mayoritariamente femeninas (98%).

El 100% de quienes consultan por insomnio, ideas de muerte e intentos de suicidio, pertenecen a la población femenina.

La mayoría de las consultas realizadas por administrativas mujeres se debieron a ansiedad e ideas de muerte (el 13%).

Los valores de ansiedad, fobias y depresión, aparecen más elevados en la población femenina.

Las consultas a psiquiatría constituyen sólo el 2% por sobre el total.

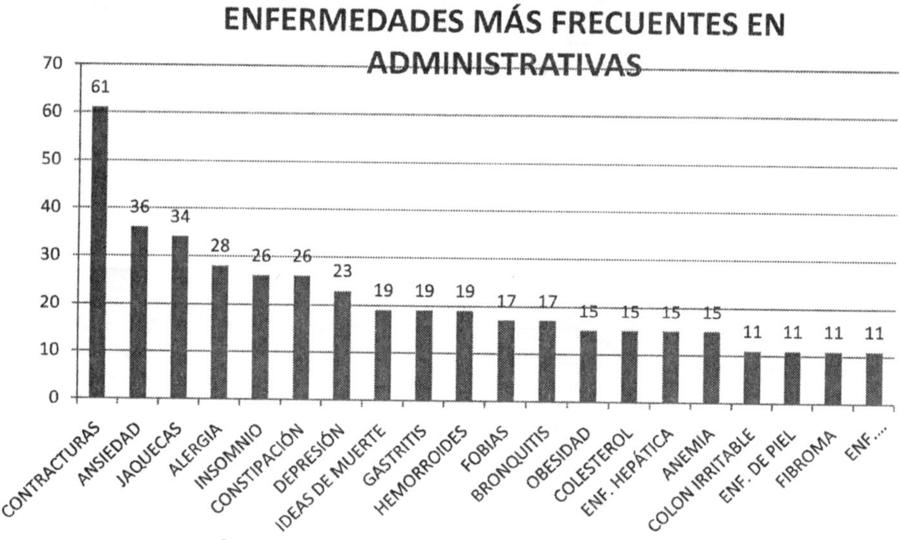

Gráfico Nº 3 b- Enfermedades en Administrativas-

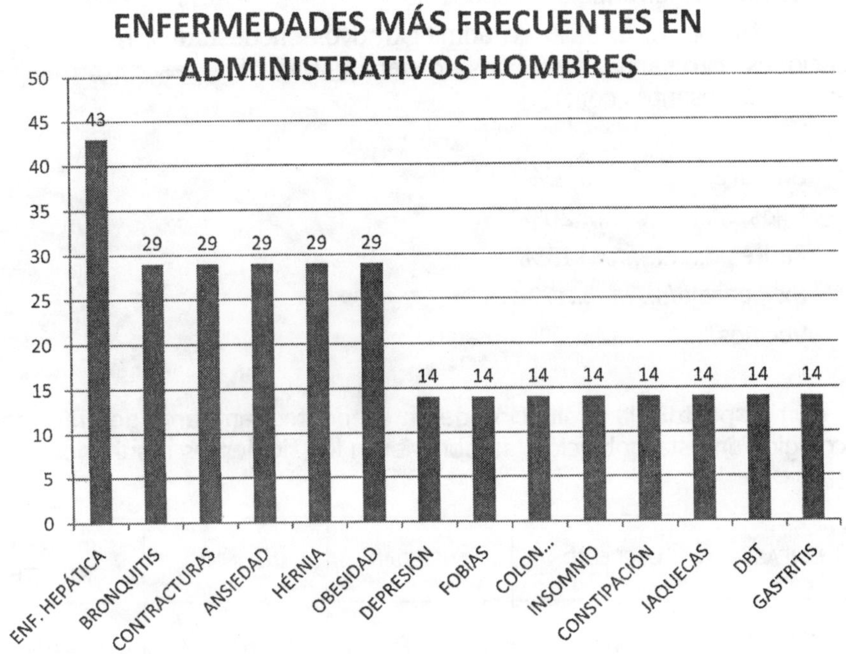

Gráfico Nº 4 b- Enfermedades en Administrativos-Hombres-

Algunos datos significativos

Del total de empleados administrativos encuestados, vemos que el 30% disfruta siempre en la realización de su tarea, el 46% encuentra que, generalmente disfruta de la misma, mientras que el 11% manifiesta que, logra disfrutarla pocas veces.

Asimismo, el 30% en algún momento del desempeño de su rol, se replanteó la posibilidad de abandonar su actividad.

Las causas que los motivó a seguir sosteniéndola fueron las siguientes:

- Razones económicas-----------------------------------31%
- Para dar ejemplo a sus hijos-------------------------4%
- Temor de defraudar a su familia--------------------2%

- Temor de defraudarse a sí mismo-------------------2%

Por otra parte, el 35% de administrativos encuestados, refiere no vivir situaciones estresantes en el ámbito personal. El 65% restante, manifiesta vivencias estresantes con:

- Su pareja................11%
- Hijos........................20%
- Padres.....................19%
- Ex - pareja/s............17%
- Vecinos....................0%

Con respecto a la evaluación de antecedentes familiares de enfermedad psicológica en ésta población, se obtuvieron los siguientes resultados:

LINEAS	DEPRESION	ANSIEDAD	INSOMNIO	IDEAS DE MUERTE
MATERNA	3,7%	3,7%	3,7%	1,8%
PATERNA	0%	1,8%	0%	0%

Gráfico Nº 5 b-

En el grupo de hombres que manifiestan síntomas psicológicos, ninguno tiene antecedentes familiares. Del grupo de mujeres, un porcentaje pobre, sólo el 10,6% tiene antecedentes familiares de éstos síntomas.

Espacios de libertad:

El 72% de ésta muestra emplea su tiempo libre con algún hobby. Es importante destacar que el 46% realiza alguna actividad vinculada al área artística o tiene un costado creativo notable.

El 20% realiza algún deporte.

Respecto de las conductas adictivas observadas en Administrativos encontramos:

Alcohol--------------------------7%

Café------------------------------35%

Automedicación------------- 13%

Tabaco------------------------- 43%

El 24% fuma entre 10 y 20 cigarrillos diarios; el 4% fuma más de 20 cigarrillos diarios; y el 15% restante fuma de manera irregular/ocasional. El 57% de la muestra no fuma al momento actual.

CAPÍTULO XIII
RESULTADOS

En el presente trabajo de investigación, las muestras analizadas que se manifiestan más erosionadas por el síndrome burnout, son las pertenecientes a médicos, enfermeros e instrumentadoras.

Del total de la muestra (347), sólo el 5% refiere <u>no</u> vivenciar situaciones estresantes dentro del ámbito laboral. El 95% restante considera lo contrario. Las situaciones estresantes referidas que, de modo significativo los llevara a replantearse el abandonar su profesión son:

Baja remuneración-------------- 89%
Vivencias de injusticia---------- 88%
Exceso de trabajo--------------- 61%
Conflicto con superiores------- 35%
Conflictos con compañeros--- 33%
Diversificación de tareas------ 28%
Exceso de carga horaria------- 26%
Competitividad------------------ 20%
Juicios por mala praxis-------- 17%
Otros motivos------------------ 2%

Antecedente familiar

Se destaca el bajo peso del antecedente familiar, como generador de enfermedad psicológica y/o psicosomática en ésta muestra (Ver gráficos Nº 5-29-51-54-62), llegando a ser inexistente en la mayoría de las muestras.

Diferencias de género

Cotejando con otros estudios, éstos han encontrado que los varones son más susceptibles de sufrir el síndrome. En este trabajo en cambio y desde un análisis cuali y cuantitativo se observa paridad en ambos géneros, sólo se observó que la demanda de consulta psicológica es mayoritariamente femenina en todos los grupos analizados. Esto se vincula a factores psicológicos y culturales.

La mayoría de las consultas realizadas por médicas mujeres, se debieron a depresión (el 60%), mientras que los hombres consultaron más por ansiedad (el 54,5%).

De las consultas por ideas de muerte, el 75% fueron realizadas por médicos hombres, asimismo el 100% de las consultas por insomnio y alcoholismo.

La mujer médica consulta más (17,5%) que el hombre (12,2%). Se observa asimismo que, en la mujer se acentúa mucho más el insomnio como síntoma (36%), en relación al hombre (16%).

Crisis de abandono del rol profesional

Un porcentaje que oscila entre el 11% (Técnicos) y el 71% (Electromedicina), del total de la muestra, se replanteó abandonar la profesión.

Así tenemos:

Electromedicina ------------------ 71%
Bioquímicos ----------------------- 44%
Diagnóstico por imagen --------- 44%
Instrumentadoras Q. ------------- 43%
Técs. de esterilización ----------- 33%
Voluntarios ----------------------- 33%
Médicos -------------------------- 32%
Docentes de guardería --------- 29%
Técs. de laboratorio ------------ 27%
Visitadores médicos ------------ 25%
Enfermeros --------------------- 23,3%
Técs. Varios -------------------- 11%

Los servicios donde no se han reconocido fantasías de abandono, fueron los servicios de Nutrición y Psicología. No significa que, no hayan existido. Pueden no ser conscientes. Incluso, podría tratarse también de una negación.

Asimismo cabe consignar que, en las dos muestras mayoritarias obtenidas de este estudio (médicos y enfermeros), los profesionales realizaban la mayor cantidad de horas de trabajo en hospitales públicos:

Enfermeros ---------- 92%

Médicos -------------- 59,8%

Ámbito familiar-Situación conyugal

La erosión del síndrome se hace extensiva hacia el ámbito personal-familiar ya que, detrás del profesional de salud, hay una familia que también se resiente. Existe experiencia de investigación con médicos infectólogos en que más del 50% afirmó que, consumía una gran cantidad de tiempo en discutir cuestiones de trabajo con sus parejas y con otras personas relacionadas con el trabajo, fuera del ámbito laboral. Casi el 40% respondió que sus parejas, se quejaban regularmente de sus frecuentes comentarios sobre temas laborales y el 25% afirmó que, sus relaciones de pareja se vieron perjudicadas por ello. (42).

Se evidencia también desde éste lugar un grado alto de burnout en ésta población.

De acuerdo a los resultados obtenidos, los grupos menos damnificados de esta población fueron los servicios de Psicología, Nutrición y Esterilización.

Guardias

Analizado cómo afectan las guardias sobre la salud y la calidad de la asistencia que prestan los médicos en formación, entre compañeros a menudo solemos hablar del efecto perverso de las guardias, haciendo referencia al exceso de carga horaria y la repercusión negativa sobre su salud, así como el aumento del riesgo de cometer errores médicos por presencia de fatiga, cefaleas, depresión o alteraciones crónicas del dormir, encontrándose generalmente mal alimentados y suministrándose medicamentos de manera periódica para evitar el sueño. Los profesionales que hacen guardias, parecen coincidir en que las tensiones que se viven suelen ser variables y sumamente intensas, ya que "se vive entre la vida y la muerte"... "debiendo tomar decisiones con la mente fría", para finalmente, "después que pasa todo encontrarse con el triste final: la muerte,..y después estando en soledad uno se puede permitir ponerse a llorar".

En la población estudiada en la presente investigación, se acentúa más la enfermedad en aquéllos médicos que hacen guardias. Ej. Depresión 21% vs 15% en médicos que no hacen guardias; Intentos de Suicidio 5% en médicos de guardia vs 2% en médicos que no hacen guardias. (Ver gráficos 24 a/ 24 b).

Comparación según años de ejercicio profesional

Los datos comparativos según años de servicio, muestran cómo en general, van en aumento las patologías cardíacas a medida que el profesional tiene más años de ejercicio del rol profesional.

El mismo fenómeno ocurre con los factores de riesgo coronario que surgieron en ésta población: HTA- Colesterol- Depresión- Ansiedad- Obesidad- Sedentarismo- incluso en servicios como Cardiología y Cirugía Cardiovascular en donde se maneja la información respectiva a dichas patologías de manera muy específica. (Gráficos 10 y 11).

Asimismo se tornan significativos síntomas psicológicos tales como Insomnio, Ideas de Muerte, Intentos de Suicidio y Fobias, cuya tendencia va en aumento. (Ver gráficos comparativos Nº 6-7-8 - 9– 30-31-32-34-46 y 47).

Enfermedades psicológicas en Médicos según años de ejercicio profesional

ENFERMEDADES	HASTA 10 AÑOS	ENTRE 11 A 20 AÑOS	MAS DE 20 AÑOS
ANSIEDAD	29%	44%	52%
DEPRESION	16%	14%	20%
INSOMNIO	26%	22%	28%
IDEAS DE MUERTE	5%	11%	3%
INT. DE SUICIDIO	0%	5,5%	5%
FOBIAS	2%	17%	14%

Gráfico Nº 9

Enfermedades psicológicas en Enfermeros según años de ejercicio profesional

ENFERMEDADES	Hasta 10 años	11 a 20años	21 a 30 años	Más de 30 años
DEPRESIÓN	6%	34%	37%	80%
IDEAS DE MUERTE	6%	19%	12%	20%
FOBIAS	0%	17%	8%	0%
INT. DE SUICIDIO	0%	8%	4%	40%
ANSIEDAD	44%	51%	42%	40%
INSOMNIO	18%	36%	29%	40%

Gráfico Nº 30

Enfermedades psicológicas en Instrumentadoras según años de ejercicio profesional-

ENFERMEDADES	HASTA 10 AÑOS	ENTRE 11 Y 20 AÑOS	MÁS DE 20 AÑOS
FOBIAS	0%	0%	50%
INSOMNIO	75%	0%	100%
ANSIEDAD	25%	0%	0%
IDEAS DE MUERTE	0%	100%	100%

Gráfico Nº 47

Espacios de libertad:

El ocio, como sinónimo del disfrute de la vida humana, comienza con el Renacimiento en Italia y posteriormente se extiende en los círculos de un sector de la aristocracia francesa del siglo XVII.

El ocio aparece como sinónimo de tiempo libre es decir, como posibilidad de alejarse de la compulsión al trabajo, de la obligación de dedicarse a las tareas imprescindibles para poder mantenerse según los lineamientos impuestos por el capitalismo.

Existe un dominio del tiempo laboral por sobre los demás. El tiempo libre está sujeto al tiempo laboral que domina y condiciona a todos los demás.

La práctica médica supone un grado de control relativamente alto y por lo tanto un alto grado de estructuración y rutinización.

Por el contrario el hobby, se caracteriza por ser una actividad de tiempo libre que, no demanda ningún compromiso, es voluntaria, por lo tanto supone mayores posibilidades de satisfacción. Es un acto de libertad que propone la suspensión de lo real, es decir, la ilusión.

Se trata de una actividad improductiva, por lo que fue catalogada como trivial, relacionada con lo frívolo e inútil de acuerdo a la valoración de una sociedad en la cual, al trabajo formal, se le otorga un lugar preferencial.

Sin embargo, la práctica de un hobby implicaría una valoración cualitativa por cuanto serviría para aminorar el autocontrol que ejercemos y representaría "aquello que desafía la rutina" (9) y nutre de sentido el trabajo y la vida del hombre.

En la población estudiada se observa que, el 58% del total de la muestra tiene al menos un hobby vs el 42% que no realiza ninguna actividad de tiempo libre. Aparece como relevante que el 54% señale que, dedica su tiempo libre a dormir y/o descansar, llevándonos a inferir que, no tienen o quedan pocas posibilidades de espacios de libertad para el desarrollo de la identidad y/o el surgimiento del proyecto personal que, hace a un sujeto singular respecto de los demás. Se hace la salvedad que, la mayoría de las personas encuestadas señalaron más de una opción en éste ítem.

DATOS COMPARATIVOS EN MÉDICOS

Una "evidencia" alarmante, es la intensidad y generalización de Insomnio en todos los servicios médicos:

Urología (50%), Neurocirugía (40%), Diagnóstico por Imagen (40%), Cirugía General (37%), Oftalmología (33%), Guardia General (30%), Traumatología (27%), Gastroenterología (25%), Clínica Médica (24%), UTI (21%), Ginecología (17%), Cirugía Cardiovascular (17%), Cardiología (11%) y Guardia de Traumatología (11%), quedando estos porcentajes sujetos a la posibilidad de automedicación.

El único sector que no manifiesta éste síntoma es el servicio de Otorrinolaringología. Ahora bien, en qué condiciones ejercemos la práctica médica? ¿Cómo podemos atender pacientes si estamos mal dormidos? ¿Cómo será la calidad de dicha práctica?¿Cuántos errores se pueden llegar a cometer? Se evalúan y preveen posibles consecuencias y su nivel de gravedad o queda instituido como normal?

Otro tanto, puede observarse con la Ansiedad, cuya presencia se impone en todos los servicios. Los mayores niveles de Ansiedad fueron detectados en los servicios de Otorrinolaringología (100%), Oftalmología (67%), Guardia General (60%), Neurocirugía (60%), Ginecología (58%), Gastroenterología (50%), Diagnóstico por Imagen (50%), Urología (50%), Clínica Médica (41%), Cirugía Cardiovascular (33%), Guardia de Traumatología (33%), Cirugía (21%).

Por otra parte, las Fobias, aparecen remarcadas en los servicios de:

Urología (50%), Diagnóstico por Imagen (30%), Ginecología (25%), Gastroenterología (25%), Neurocirugía (20%) y Guardia General (16%).

Los mayores niveles de Depresión, admitidos según niveles conscientes, se observan en Otorrinolaringología (66%), Diagnóstico por Imagen (40%), Cirugía Cardiovascular (33%), Ginecología (25%), Guardia General (20%), y Neurocirugía (20%).

Los valores más elevados de Ideas de Muerte e Intentos de Suicidio (40%) fueron observados en el Servicio de Neurocirugía (ver gráfico Nº 15).

Con respecto a Cardiopatías, se observan en Ginecología (16%), le siguen Clínica Médica (12%), Cirugía General. (8,5%) y Guardia General (6%).

Veamos qué altos aparecen los valores de Colesterol, Depresión, HTA, Ansiedad, Obesidad e Insomnio (todos factores de riesgo coronario), incluso en servicios como Cardiología y Cirugía Cardiovascular. (Ver Gráficos 10 y 11)

Conducta Adictiva

¿Cuándo decimos que una persona es adicta a una sustancia?

Cuando utiliza altas cantidades de esa sustancia.

Cuando no puede dejarla o disminuir su consumo.

Cuando destina mucho tiempo para conseguirla.

Cuando restringe otras actividades sociales, laborales o recreativas debido al uso de esa sustancia.

Cuando continúa usándola a pesar de saber que es perjudicial para su salud.

Cuando su organismo se acostumbra a ella y ya no percibe sus efectos nocivos.
Cuando presenta síntomas de abstinencia si intenta dejar de consumirla.

La consciencia de la muerte es algo inherente al ser humano y nos separa racionalmente del resto de los mortales. La muerte nos hace pensar en la vida, pero esta cuestión de presenciar este proceso de manera continua, nos da una excesiva consciencia de muerte, con su carácter de irreversible, sorpresiva, misteriosa, inexplicable, produciéndonos un alto impacto emocional.

Trabajar en contacto cotidiano con la muerte, genera en el médico una conciencia exacerbada de finitud, movilizando niveles de ansiedad superlativos que dan curso a una conducta compulsiva y adictiva, a modo de escape provisorio y negación maníaca de la muerte.

Las adicciones que se observan con mayor frecuencia en ésta población son:

Trabajo

Tomando en cuenta el imaginario social podríamos decir que simboliza lo aceptado socialmente.

Efectuando una mirada atenta, puede observarse cómo el médico se deja arrastrar por un ritmo de vida vertiginoso, promovido y sostenido por un sistema social que, exalta y sobrevalora el exitismo a cualquier precio, léase: libertad-salud. Esta situación, lo conduce a moverse sin cuestionarse acerca del sentido de su existencia, tendiendo a ausentarse en los otros roles importantes que también le ha otorgado la sociedad: padre, esposo, hijo, ciudadano, etc.

Es importante tener en cuenta que, de ser sostenida ésta conducta en el tiempo, es conducido hacia la autodestrucción y/o al replanteo urgente de su escala de valores.

Café

Sabemos que el café en exceso, es nocivo. Una persona con elevados niveles de ansiedad, es bastante probable que se adicione al café, por cuanto está facilitado en los lugares de trabajo, produciéndole tensión, irritabilidad, acidez estomacal y ansiedad, generándose de este modo una especie de circuito cerrado.

La adicción al café, puede observarse en un 58,5% de la muestra y de manera más acentuada en el servicio de UTI, (Unidad de Terapia Intensiva) (73,6%); identificándose éste hecho al elevado nivel de estrés que se mueve en ése sector, debido a la mayor incidencia de muertes. Una circunstancia que, se da con frecuencia en UTI, es el hecho de que, especialmente médicos y enfermeros, comienzan a sentir afecto hacia un paciente que, muy probablemente fallezca en un breve lapso de tiempo. Sucesos de este tipo, los llevan a defenderse en exceso, mostrando apariencia de ser fríos e insensibles, en el intento de defenderse de estas vicisitudes del afecto.

Fármacos

Se ve favorecida en parte por la cercanía de los mismos, camuflada muchas veces bajo la forma de automedicación. La tendencia a medicarse uno mismo, surge como solución inmediata (actitud movida por la ansiedad exacerbada) y mágica (predominio de un pensamiento mágico y omnipotente).

La automedicación se observa en el 31,2% del total de la muestra.

Tabaco

La nicotina es el paradigma de las sustancias adictivas; su consumo es legal y aceptado socialmente. Es la droga más difundida en el mundo, presentando mayor potencial de abuso y morbimortalidad.

Según la OMS, el tabaco es la primera causa de invalidez y muerte prematura del mundo. Se lo relaciona con la aparición de 29 enfermedades, de las cuales 10 son diferentes tipos de cáncer y de más del 50% de las enfermedades cardiovasculares. El fumar es directamente responsable de aproximadamente el 90% de las muertes por cáncer de pulmón y aproximadamente el 80-90% de la enfermedad pulmonar obstructiva crónica (EPOC) y enfisema.

Los médicos conocen estas estadísticas. Sin embargo, dentro de la muestra evaluada, la adicción al tabaco se observa en el 41,5% de ésta muestra:

El 20,4% fuma entre 10 y 20 cigarrillos diarios, el 8,8% fuma más de 20 cigarrillos diarios, el 12,3% fuma de manera ocasional y refiere no estar adicionado.

Por otra parte, el 58,5% no fuma al momento de realizar la encuesta, existiendo en éste grupo una franja importante que fumaba con anterioridad, no pudiéndose precisar esta con exactitud.

Sexualidad

Comienza a hacerse notable luego de algunos años del ejercicio del rol, observándose aún en médicos que habían mostrado un capital científico importante (3), así como una personalidad previa tímida y hasta un tanto inhibida. En ciertos casos, la personalidad de mujeriego compulsivo ya se evidenciaba antes de iniciarse la carrera de médico.

Hay distintas situaciones que incitan la aparición de esta conducta:

- El contacto cotidiano con el cuerpo desnudo del otro (paciente), le provoca un impacto que lo incita hacia la búsqueda de una sexualidad chabacana y light (39) que, lo ayude a negar ésta presencia de muerte continua que supone el trabajo dentro del ámbito hospitalario.
- Los pacientes con frecuencia manifiestan en sus consultas, conflictos de índole sexual, en ocasiones con detalles exacerbados, meticulosos y sabemos que, hablar acerca de la sexualidad excita, aunque por momentos, incluso al profesional.
- Un sistema de trabajo que propone y estimula guardias que a largo plazo, promueven la aparición de infidelidades matrimoniales, aislamiento social, insomnio y los síntomas consecuentes que aparecen a modo de circuito cerrado y que son de muy difícil erradicación: irritabilidad, intolerancia, abulia, apatía, mal desempeño del rol, etc., es decir, un sistema que propone la enfermedad, aún para quienes fuimos formados para proponer la salud.

CAPÍTULO XIV
CONCLUSIONES

A lo largo de su vida, el ser humano se enfrenta a innumerables situaciones conflictivas, frente a las cuales despliega una serie de conductas o pensamientos tendientes a manejar, tolerar, reducir o minimizar las demandas y conflictos sean estos internos o provenientes del mundo exterior.

Sería lo que denominamos estrategias de coping o afrontamiento del estrés. Por ej. en una persona la estrategia preponderante de afrontamiento puede ser "la solución activa del problema" o "la búsqueda de apoyo social", mientras que en otra sea "no enfrentar el problema" o la "evitación".

Obviamente, la primer persona trae ya en su estructura de personalidad, mayor capacidad de enfrentar el stress que la segunda, quien tendrá mayor tendencia a sufrir la erosión del mismo.

Ahora bien, ¿Qué sucede cuando en el escenario irrumpen las variables socioeconómicas con tanta fuerza? Se genera un desequilibrio defensivo en los agentes de salud, incluso en aquéllos que contaban con buen sistema defensivo: la tremenda sensación de injusticia que siente el médico frente a la escasez de recursos lo obliga a decir no a muchos de sus pacientes y en ocasiones la historia concluye en juicio por mala praxis, bajos salarios que le muestran con claridad lo poco que vale para el Estado y las Instituciones que lo representan, las que de alguna manera lo llevan a trabajar en numerosos instituciones/ consultorios como para sentir que "gana buen dinero" con su profesión y que tantos años de sacrificio valen la pena, lo cual entraría en la línea del autoengaño. En el ámbito hospitalario, más específicamente, la escasez de personal, la diversidad de tareas y el exceso de trabajo adquieren dimensiones inconmensurables (una enfermera para asistir a 20 pacientes) etc.

Hay evidencia de investigación que muestra claramente que, cuando los Estados son más continentes, cubriendo las necesidades básicas de la población léase: salud- educación- vivienda- dignidad e invierten más en salud, la aparición de enfermedades cardiovasculares disminuye considerablemente, tendiente a desaparecer. (6)

"Los factores socioeconómicos forman parte de los factores psicosociales e integran la base de la pirámide de factores de riesgo de enfermedades cardiovasculares. Actualmente alcanzan identidad suficiente como para ser considerados en un tópico aparte pero las Guías y Consensos de Prevención han hecho omisión casi sistemática de ellos. Los indicadores de status socioeconómico más identificados y estudiados son el nivel de educación, la clase ocupacional y el nivel de ingresos. Las personas de mediana edad, las mujeres y varias minorías sociales son las más expuestas y vulnerables a las situaciones de inequidad. Se impone un cambio de paradigma en los líderes de salud, la revalorización de la epidemiología y la generación de evidencia propia a través de intervenciones multidisciplinarias". (6)

Como se desprende de los resultados en el presente estudio, existe una elevada prevalencia de desgaste profesional en esta Institución, aún en las muestras de administrativos, visitadores médicos, electrotécnicos y personal de guardería, pese a observar mayor distancia y/o menor compromiso con situaciones vinculadas al proceso enfermedad-muerte, si bien su labor también se desarrolla dentro del predio hospitalario.

El médico está desorientado respecto de su "rol" por cuanto hay tendencia a depositar toda la responsabilidad en él y sobrecargarlo.

Es necesario que haya una cierta distancia entre el sujeto y la función; el médico pierde cada vez más la noción de aquéllos espacios que le son más propios como persona, tanto dentro de la institución como en su ámbito familiar y social.

No es correcto superponer la persona a su función porque una persona trasciende a ésa función, ella es portadora de una historia colectiva que va más allá incluso de su rol específico como médico.

El médico alcanza aún hoy día una credibilidad importante (67%) en nuestra sociedad (4). Pese a ello, teme enfrentarse a juicios de mala praxis y este hecho interfiere en ocasiones en el juicio objetivo y profesional del mismo, condicionando su nivel de autoridad y su conducta por cuanto, tiende a sobreadaptarse, aunque esto actúe en desmedro de su personalidad.

Los individuos "responden de la misma manera o de forma similar cuando son confrontados con los mismos estresores o con estresores parecidos a lo largo del tiempo" (37). En la aparición de toda enfermedad, generalmente existe una interacción evidente entre variables conductuales, fisiológicas, ambientales, socioculturales y económicas. Estas últimas se ven reflejadas en esta muestra con intensidad suficiente por cuanto:

- Se evidencia bajo soporte socio - institucional.

- Se Trata de una población instruida, que toma conciencia aguda respecto del desprestigio social de la profesión con la consecuente herida narcisista que esto supone (15-16-17-19). Tengamos en cuenta aquí que, el médico necesita fuertemente del reconocimiento social, como soporte tanto de las autoridades que le significan, como de la población a la que asiste.
- Se evidencia un ambiente de trabajo donde las demandas exceden los recursos individuales, como condicionantes del síndrome de stress o burnout.

Tomando en consideración el material evaluado se concluye que, la influencia de la variable socioeconómica es decisiva y se evidencia como principal responsable de la alta incidencia de stress en ésta población respecto de la aparición de eventos coronarios, factores de riesgo condicionantes, afecciones psicológicas, así como enfermedades graves en general, sosteniéndose que es obligación ineludible e indelegable del Estado garantizar los recursos sanitarios suficientes que, el médico necesita para una correcta atención de sus pacientes, así como también garantizar calidad de vida para los agentes de salud. Al decir del Doctor Francisco Maglio "La salud es una decisión política" (27).

Por otra parte, la pérdida de ideales, conlleva a la ruptura del tejido social y al deterioro masivo de los vínculos interpersonales y comunitarios. Las respuestas para reparar este daño, deben comenzar justamente por reconstruir las redes rotas del tejido social, aportando a la fortificación del individuo y las instituciones que le hacen de soporte, para lo cual se torna imprescindible, la justicia como punto de partida y el reaseguro del equilibrio social, por cuanto sin necesidades básicas cubiertas, no podemos hablar de fortificación.

Un buen desafío como objetivo, sería intentar mejorar la calidad de vida de los profesionales, potenciando la eficacia y la eficiencia de sus servicios, intentando construir prácticas profesionales enriquecidas.

PREVENCIÓN

El cuidado del otro implica y tiene como requisito fundamental, el cuidado de sí mismo, por este motivo recomiendo a todo agente de salud, realizar algún tipo de psicoterapia apoyada en la idea que una persona, es más capaz de tomar decisiones importantes y enfrentar un desafío serio e inesperado si baja sus niveles de estrés.

La prevención del síndrome burnout es compleja, ya que se trata de un estado de "no esperanza" de "no ilusión"; se requiere de un manejo muy inteligente para poder actuar en consecuencia y contrarrestarlo por cuanto requiere de puestas de límite importantes, e implica un proceso personal de adaptación de expectativas a la realidad cotidiana.

El primer acto de prevención es modificar las condiciones de trabajo para revertir la situación, "conocer lo que nos pasa para transformar". Existen variables individuales condicionantes de este síndrome, a saber: personalidad previa reticente frente a la comunicación, intolerancia respecto del trato con el otro, marcado narcisismo, pobres recursos defensivos, dificultades de adaptación, antecedentes traumáticos vinculados a la muerte, por ej: sentimientos de impotencia ante la muerte de un progenitor que, condiciona luego, la elección de medicina o enfermería como carrera.

Por lo tanto, los criterios para contrarrestarlos deberán ser entonces, organizacionales y personales.

SUGERENCIAS

Actualmente, la cultura de la profesión médica, no estimula a los médicos a admitir sus vulnerabilidades ni a buscar la ayuda que necesitan, especialmente en cuanto a su problemática psíquica. Por lo tanto, a partir de las conclusiones de este estudio se sugiere:

Desde lo institucional:

- Las tareas de capacitación para salud comunitaria deberían tener el objetivo primordial de cuidar y desarrollar la salud de los trabajadores de la salud.
- Creación del comité de burnout con funcionalidad dentro del predio del hospital, de participación voluntaria.
- Creación de talleres, ejemplos:
  Taller "Sondeo de problemas importantes" (técnica lluvia de ideas).
  Taller "Me coloco en el lugar del otro".
  Taller "Hoy atiendo con una sonrisa".
  Taller "Hoy sonrío y escucho".
  Taller "Hoy escucho y miro".
  Taller "Hoy miro y me acerco".
  Taller "Hoy me acerco y no tengo miedo".

- Creación del comité de bioética de carácter interdisciplinario.
- Minimizar la burocracia con ingreso de personal nombrado y apoyo de personal auxiliar, estudiantes, voluntarios, etc.
- Acordar guardias de menor carga horaria. En la medida que las guardias son menos frecuentes y tienen menor carga horaria, se convierten en menos estresantes.
- Sistema jubilatorio acordado según deseos, niveles de salud y circunstancias de vida del personal. Hay personas que se sienten muy activas o sienten que aún tienen mucho para dar y no desean jubilarse. Otras en cambio, que evidencian un mayor desgaste, desean jubilarse con llamativa antelación.
- Intercambio humilde de saberes, trabajando en conjunto la toma de decisiones importantes y conectando el afecto a la palabra. El consenso se torna el modo más saludable de interacción entre profesionales.
- La construcción de un tipo saludable de relación médico-paciente: pueden existir barreras en la comunicación por problemas de lenguaje, transmisión de mensajes, canales utilizados. Pueden producirse malentendidos que creen sentimientos negativos.
- Propulsar la idea de lograr que el modelo de salud, pase del tratamiento de enfermedades al impulso del bienestar.
- Fomento de buena atmósfera de equipo: espacios y objetivos comunes, (supervisión de pacientes, espacios de lectura, espacios de comité, jornadas, talleres), apuntando a un diálogo efectivo (no rumores). Las situaciones de agobio se superan a menudo con una comunicación afable entre compañeros.
- Formación y reuniones acorde a las necesidades y sin afectar el tiempo de las personas con un "desgaste más".
- Minimizar imprevistos, organizar las urgencias, de tal forma que no interfiera en el trabajo planificado.

Desde lo personal:

- Proveerse de un régimen alimenticio equilibrado, por cuanto especialmente los médicos suelen comer mal, apurados, solos y a deshora.
- Tener un buen ritmo de sueño, de 7-8 hs diarias.
- Establecer límites y fijarse expectativas reales. (36)

- Limitar a un máximo la agenda asistencial, evitando la sobrecarga de actividades. (36)
- Evitar comprometerse con objetivos difíciles de poder concretar.
- Equilibrio de áreas vitales: familia, amigos, aficiones, descanso, trabajo. Todo ser humano tiene derecho al ocio. Los períodos de descanso ayudan a reciclar energías; el stress es inevitable en muchas situaciones, por lo que habría que darle salida. La práctica regular de ejercicio físico, relajación, meditación, yoga o la práctica de un hobby, suelen viabilizar su descarga, reduciendo las tensiones.
- Reforzar la red de apoyo social: disponer de personas con las que compartir las vivencias permite romper la sensación de aislamiento y reforzar la autoestima, teniendo en cuenta que se trate de relaciones auténticas basadas en el afecto.
- Replanteo de nuestro propio esquema de valores. Es imprescindible producir cambios en el estilo de vida y modificaciones conductuales, generando nuevas búsquedas de sentido.

COMENTARIOS FINALES

Como consecuencia de las grandes crisis valorativas que, enfrenta nuestra sociedad moderna, las relaciones humanas se atomizan, se disocian, se parcializan al grado de producir desolación y fragilidad. La institución hospitalaria, más allá de lo noble de su objetivo último "La Salud", lamentablemente no escapa a esta realidad. Veamos que este estudio no casualmente fue realizado durante el tiempo que atravesábamos la "crisis del corralito" y sus efectos, la cual nos ha conducido hacia el empobrecimiento de la clase media y media alta, dentro de las cuales, los agentes de salud ocupamos una franja significativa.

Por otra parte, entiendo que, la fragmentación en medicina, ha dañado sobremanera la relación médico-paciente, eje fundamental de la evolución de tratamientos e intervenciones quirúrgicas, convirtiendo al antiguo médico de familia, de gran vocación de servicio (tal como se lo puede visualizar en la película "Mi dulce pueblecito"), en meros técnicos de la medicina. Esta película que menciono, transcurre en el pueblo de Krekovice, cerca de Praga; allí los habitantes viven organizados en una cooperativa, herencia del régimen soviético instalado en Checoslovaquia desde el fin de la segunda guerra mundial. El contenido de este film, se encuentra atravesado por un médico de familia, que visita a sus pacientes con un auto que a cada instante lo abandona..., sin embargo,... se evidencia como un médico de vocación que tiene cabal registro de sus pacientes y sus dolencias...

El agente de salud dentro del ámbito hospitalario, se ve demasiado expuesto a un sinnúmero de heridas narcisistas frente a las cuales debe recomponerse y adaptarse como mejor pueda frente a las circunstancias.

A la vez, son muchas las situaciones en que, el psicólogo trabaja sólo. En este espacio poco continente, el psicólogo también se pierde, siente que no es nadie, sabe que es prescindible, se siente una especie de sobreviviente, a la manera del síndrome de los campos de concentración. Debido a que, nuestra labor no factura a la institución hospitalaria tanto como facturan otras prácticas, tales como la cirugía por ejemplo, ha quedado en cierto sentido relegada y en ocasiones incluso desprestigiada.

Ante este panorama de los hechos, la realidad del trabajo hospitalario actual, lleva a repensar el rol y el lugar del psicólogo, con miras a lograr un espacio y tiempo de trabajo inter y transdisciplinario con los distintos servicios hospitalarios lo cual, resulta fundamental además que, una tarea sumamente interesante y enriquecedora, para lo cual haría falta en principio, que ingresen psicólogos nombrados a la institución, así como también, personal en aquéllos servicios en los que hiciera falta.

¿Qué lectura es posible hacer de la iatrogenia que produce una institución hospitalaria como la actual?... Con servicios sobrecargados de demanda, con consultas médicas y psicológicas que, cada vez más evidencian un claro incremento cuali y cuantitativo de consultas, a las cuales no se puede dar respuesta por carencia de personal suficiente, una población que no puede encontrar salida saludable frente a las problemáticas sociales que van in crescendo. ¿Qué repercusiones tiene en la salud física y mental de los propios médicos, psicólogos y agentes de salud en general?

¿El aislamiento como defensa? ¿Cómo juega la instalación de tecnología en las instituciones de salud, cada cual inmerso en su computadora? ¿Favorece esto al aislamiento y el individualismo? ¿Limita el intercambio? ¿O acaso favorece al crecimiento? ¿Qué procesos de innovación son posibles? En fin, estos y muchos otros tantos interrogantes nos esperan en nuestro horizonte, a la manera de retos a enfrentar con miras hacia una gestión más justa y favorable para todos.

Pienso que, se torna más que necesario pensar al psicólogo como "agente de cambio", como agente "transformador" y hacer buen uso de este recurso humano dentro de las instituciones de salud. Desde ya que, la adhesión del equipo desde la interdisciplina, consciente o inconscientemente, es captada por nuestros pacientes y entonces, la evolución favorable de los mismos, se verá favorecida. Quizá sea ésta, la máxima virtud del trabajo interdisciplinario. Los empleados de la institución necesitan estar "ilusionados" y el psicólogo quizás pueda colaborar a recuperar esta ilusión perdida en el día a día, apuntar a la vinculación psicológica con el trabajo, que sería lo opuesto al estar quemado del burnout.

El Síndrome Burnout, es una patología que afecta a los individuos y que presenta un importante origen institucional, por lo que el foco debe ser puesto no solo, en el tratamiento de la enfermedad sino en la prevención, que solo puede realizarse con cambios en las instituciones.

Se podrían modificar conductas personales, tales como tareas y responsabilidades compartidas, espacios de recreación, actividades fuera del horario de trabajo.

Modificar conductas de la institución tales, tales como instrumentar ambientes cómodos y agradables, sistemas de reconocimiento y gratificación, sentido de pertenencia.

El rol del profesional de la salud, está en proceso de cambio. La aparición de patologías sociales, patologías crónicas, etc., precisan de un equipo multidisciplinario con el fin de lograr mejor calidad asistencial, así como mayor satisfacción entre los profesionales encargados de prestarla y mayor satisfacción en los pacientes, teniendo en cuenta que el estrés laboral del agente de salud, puede llegar a comprometer la eficacia de las instituciones sanitarias, la seguridad de los usuarios y de los profesionales sanitarios.

Si bien es cierto que el ser humano, nace en estado de incertidumbre, la falta de certezas, no necesariamente implica falta de futuro. Ocupar un rol pasivo, esperando la respuesta desde el afuera, implicaría posicionarnos en riesgo de enfermedad y justamente, la muerte es nada menos que, la quietud absoluta.

Parafraseando a Pierre Bourdieu.. "el actor social no es aquél que actúa conforme al lugar que ocupa en la organización social, sino el que modifica el entorno material y social en el que está colocado. Al mismo tiempo que, se transforma a sí mismo, transforma la división del trabajo, los modos de decisión, las relaciones de dominación y las pautas culturales".

REFERENCIAS BIBLIOGRÁFICAS

(1) Avellanosa, Ignacio. Estrés. Normas Definitivas Para Derrotarlo. Susaeta, Madrid, 1988.

(2) Bayés de Luna, A., Cygankiewicz, J. The european cardiologist journal by fax. Artículo "Trastornos del sueño y arritmias cardíacas." Barcelona, España.2005.

(3) Bourdieu, Pierre. Los Usos Sociales de la Ciencia. INRA, París, 1997.

(4) Casparasi, Gustavo G. Las Repercusiones del SIDA en el Equipo de Salud.

(5) Círculo Médico de Salta y Sociedad de Escritores Salteños. "Ensayo sobre historia de la medicina en Salta". Adhesión a los cuatro siglos de la fundación de Salta. Premio "Historia de la Medicina en Salta". Edit. Círculo Médico de Salta; Págs. 3-8. Argentina. Agosto de 1983.

(6) Colominas, Gustavo Marcelo. Trabajo: "Factores socioeconómicos y enfermedad cardiovascular". A propósito de la confección de Guías de Prevención. Chaco. Argentina. 2003.

(7) Depresiones y Psicoanálisis. Emilio Vaschetto. Grama Editorial. 1º edición. Bs. As. Argentina. 2006.

(8) DSM-IV- Manual diagnóstico y estadístico de los trastornos mentales de la Asociación Psiquiátrica Norteamericana. Texto revisado. Ed. Masson, Barcelona. 2002.

(9) Elías, N. y E. Dunning. Deporte y Ocio en el Proceso de la Civilización, FCE, México, 1995.

(10) Fernández-Abascal, E., Martín Díaz, M. y Domínguez Sánchez, F. Guía de Psicología de la Salud. Tratamientos Psicológicos Eficaces en Trastornos Cardiovasculares. Pirámide, Madrid, 2003.

(11) Ferré, Juan Cruz, Della Croce J., Maier, M., Dávalos, W., Marczewski, V. Sverljuga, S. Artículo "Impacto de la privación de sueño en médicos residentes", publicado en la revista salud y ciencia de la Sociedad Iberoamericana de Información Científica (SIIC). La Plata. 2013.

(12) Freud, Sigmund. Duelo y melancolía. Obras Completas. E. Biblioteca Nueva, Madrid, 1973. Obras Completas. E. Biblioteca Nueva, Madrid, 1.973.

(13) Freud, Sigmund. El malestar en la cultura. Obras Completas. E. Biblioteca Nueva, Madrid, 1973.

(14) Freud, Sigmund. El Sentido de los Síntomas. Obras Completas. E. Biblioteca Nueva, Madrid, 1973.

(15) Freud, Sigmund. Introducción al Narcisismo. Obras Completas. E. Biblioteca Nueva, Madrid, 1973.

(16) Freud, Sigmund. La Angustia. Obras Completas. E. Biblioteca Nueva, Madrid, 1973. Obras Completas. E. Biblioteca Nueva, Madrid, 1973.

(17) Freud, Sigmund. La dinámica de la transferencia. Obras Completas. E. Biblioteca Nueva, Madrid, 1973.

(18) Freud, Sigmund. La Represión. Obras Completas. E. Biblioteca Nueva, Madrid, 1973.

(19) Freud, Sigmund. Lo Inconsciente. Obras Completas. E. Biblioteca Nueva, Madrid, 1973.

(20) Freud, Sigmund. Los Instintos y sus destinos. Obras Completas. E. Biblioteca Nueva, Madrid, 1973.

(21) Giacomantone E, A. Mejía. "Estrés preoperatorio y riesgo quirúrgico. El impacto emocional de la cirugía". Paidós. Buenos Aires. 1997.

(22) KAPLAN H., SADOCK B. Duelo, luto y el sentimiento de pérdida. En: Kaplan H, Sadock B. Sinopsis de Psiquiatría; Ciencias de la Conducta - Psiquiatría Clínica. Ed. Médica Panamericana S.A. 8a edición. Madrid. 1999: 78-83.

(23) Kaplan, Harold I, Sadok, Benjamín J. Sinopsis de Psiquiatría. Ciencias de la Conducta. Psiquiatría Clínica. Editorial médica panamericana. Madrid, España. 8a edición. 2001.

(24) KUBLER ROSS G. Sobre la muerte y los moribundos. Grijalbo, Barcelona. 1969.

(25) Larorre Postigo, J. y Benett Medina, Pedro. Psicología de la Salud. Lumen, Argentina, 1992.

(26) López Rosetti, Daniel. Estrés. Cómo entenderlo, entenderse y vencerlo. Lumen, Argentina, 2000.

(27) Maglio, Francisco. Determinantes Sociales de la Salud y la Enfermedad. Bs. As. Septiembre de 2005.

(28) Manero Alicia. Del Bisturí a la Palabra. Trabajo presentado en el congreso nacional de psicología. San Miguel de Tucumán, 1997.

(29) Mardarás Platas E. "La preparación psicológica para las intervenciones quirúrgicas. Psicoprofilaxis quirúrgica". Barcelona. Ed. Rol, 1990.

(30) Masini, Claudia y Esposito, E. Beatriz. Trabajo de investigación "Enfoque psicosocial del enfermo cardiovascular". Presentado en el grupo de cardiología transdisciplinaria, moderado por el Dr. Daniel Flichtentrei. Buenos Aires. 2000.

(31) Meeroff, Marcos. Enfermedad Laboral del Equipo de Salud. Teoría y práctica de la Medicina Antropológica, Viel, 2004.

(31[1]) Mingote Adán, José Carlos; Crespo Hervás, Dolores; Hernández Álvarez, Matilde; Navío, Mercedes y Rodrigo García-Pando, Consuelo. Medicina y Seguridad del Trabajo. Prevención del suicidio en médico. versión impresa ISSN 0465-546X. Med. segur. trab. vol.59 no.231 Madrid abr.-jun. 2013. http://dx.doi.org/10.4321/S0465-546X2013000200002.

(32) Mucci, María. "Psicoprofilaxis quirúrgica. Una práctica en convergencia interdisciplinaria". Edit. Paidós, Buenos Aires. 2004.

(33) OLMEDA MS. Evolución del duelo. En: Olmeda M.S. El duelo y el pensamiento mágico. Ed. Master Line, S.L. Madrid. España. 1998: 109-136.

(34) OLMEDA MS. La terapia en el duelo. En: Olmeda M.S. El duelo y el pensamiento mágico. Ed. Master Line, S.L. Madrid. España. 1998: 155-174. Alcmeon, Año XI, vol 9, N°2, octubre de 2000.

(35) Omar, Alicia Graciela. Stress y coping. Lumen, Bs As, 1995.

(36) Pineault R, Daveluy C. La planificación sanitaria. Conceptos, métodos y estrategias. SG, Masson. Barcelona. 1990.

(37) Robbins, Stephen P. Comportamiento Organizacional. Prentice mall, México, 1993.

(38) Roger Caillois. Teoría de los Juegos. Seix Barral, Barcelona, 1958.

(39) Rojas, Enrique. El hombre light. Planeta, Bs As, 2000.

(40) Rosenzweig, M, Leiman, A. y Breedlove, S. Marc. Psicología Biológica. Ariel S.A., Barcelona, 2001.

(41) Saint-Exupéri, Antoine de: El Principito. Emecé Editores S.A. Bs. As. Argentina. 1951.

(42)Salanova, M, Llorens, S. Estado actual y retos futuros en el estudio del burnout. Equipo de investigación WONT. Universitat Jaume I de Castellón.

Disponible en Papeles del Psicólogo, 2008. Vol. 29(1), pp. 59-67 http://www.cop.es/papeles.

(43) TIZÓN GARCÍA J. El duelo y las experiencias de pérdida. En: Vázquez Barquero, J. L. Psiquiatría en Atención Primaria. Ed. Grupo Aula Médica. S. A. Madrid. España. 1998: 519-540.

Se terminó de imprimir en Impresiones Dunken
Ayacucho 357 (C1025AAG) Buenos Aires
Telefax: 4954-7700 / 4954-7300
E-mail: info@dunken.com.ar
www.dunken.com.ar
Marzo de 2016

ÍNDICE